大展好書　好書大展
品嘗好書　冠群可期

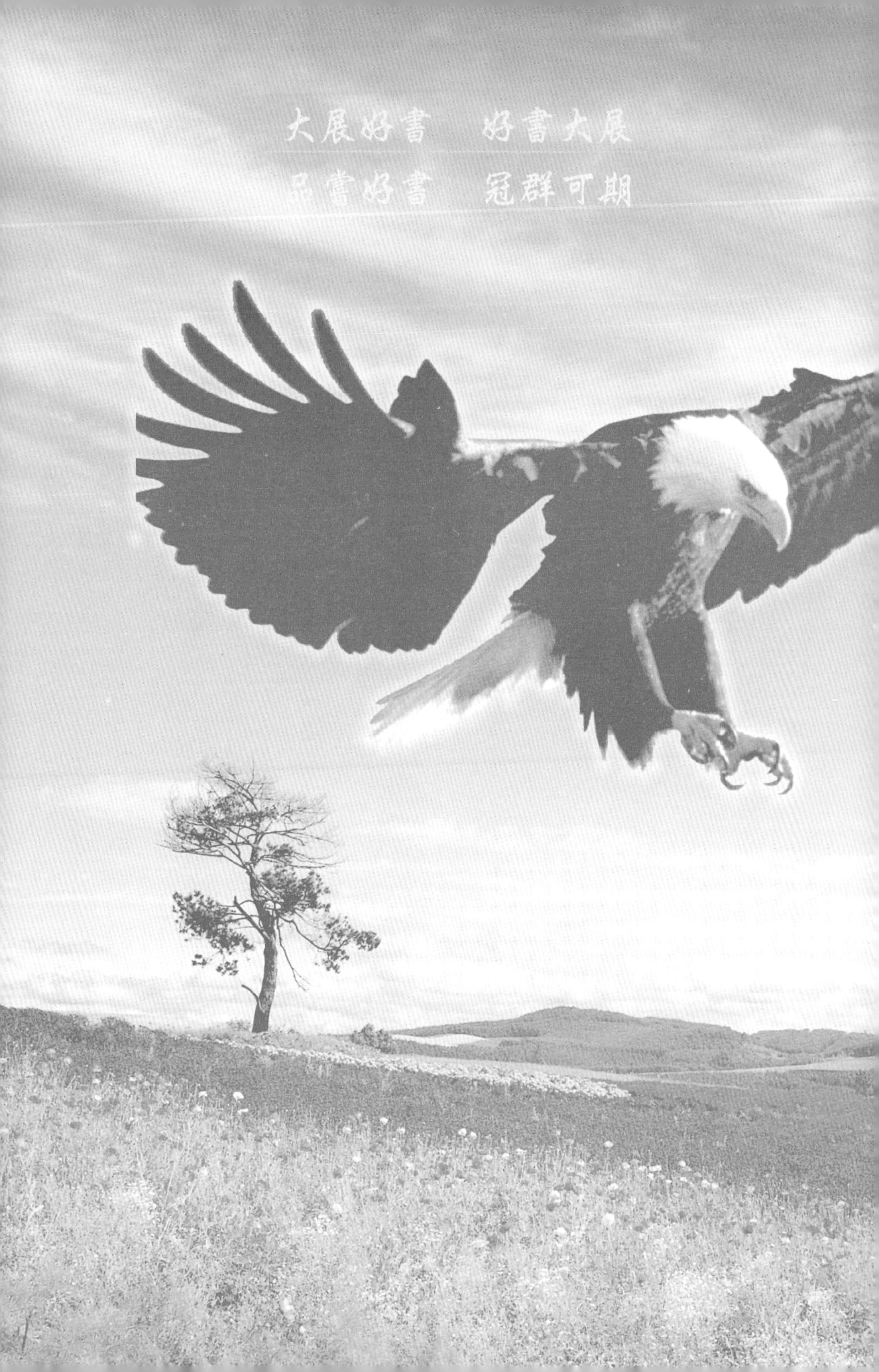
大展好書　好書大展
品嘗好書　冠群可期

借力
健康秘訣

劉昊廷 主編

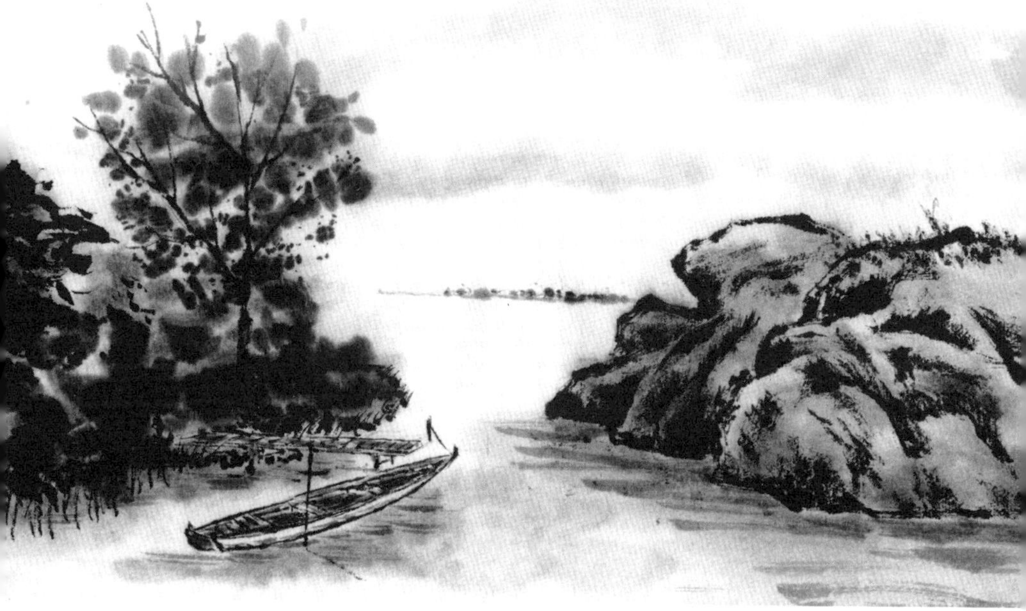

品冠文化出版社

序——願「借力」普及至世界各地

我能斷言「借力」將成為所有需求強健體魄、健康、開發睡眠中的腦力、以及期望轉運和長壽者的最終解答。

過去，健康法及腦力開發法均以不同的方式在進行，至於轉運及長壽，猶無法實現。但是，只靠借力一種訓練，即可引出睡眠中的腦力，讓你搭上強運列車，並建立活到一百歲也能保有元氣的體質。

這些原本只是夢想，會成為可能，即因藉借力來強化人體生存根源的能量。

不用說，你的身體是靠著飲食及睡眠兩種不同的能量來補給而生存。雖說養分造成人體並使其生長，但人體所以能從事活動，其實是靠睡眠時腦部的能量充電，以及白天放電的作用。而借力強化的對象，即為人體在睡眠中獲得的能量。

此能量就是人體不可或缺的「精素」。關於精素將會在文內詳細說明。這裡，僅指出精素為同時開發體力及腦力的關鍵，也就是「借力」能增加在腦部製造而由神經傳達，使肌肉細胞或腦細胞維持生存的精素充電量，引出人體本來的力量，並且百分之百發揮出來。

為了證明借力的效果，我經常藉電視演出卡車碾過身體，或用身體彈回弓箭，或進行超能力等真功夫。結果，我被冠上「鐵人」及「超能力者」的名號，但真正想傳達給觀眾的借力能開發體力及腦力的觀念似乎未被理解。為此，我興起了一股出書的渴望。我急欲將借力的神奇效果公諸於世，我要告訴世人，藉著借力能使肉體強韌、體力充沛、左右腦發達、並能轉運、長壽。

借力發祥於兩千年前的韓國，過去只是一部流傳於修業者之間的秘法。我在偶然的機會下與借力結緣，此後，以必死的決心避居山中，經過三年的訓練，終於頓悟了借力。此後，我一直抱著要把原來視為秘法的借力推廣於世，成為人人的借力。

本書的出版，如果使借力有效運用在健康法、體力增強法、腦力開發法上，滿足更多人的斯待，幸甚！幸甚！

目錄

第三章　「奇蹟」的基礎——借力呼吸法……一一五

第一章　「借力」的奇蹟效果

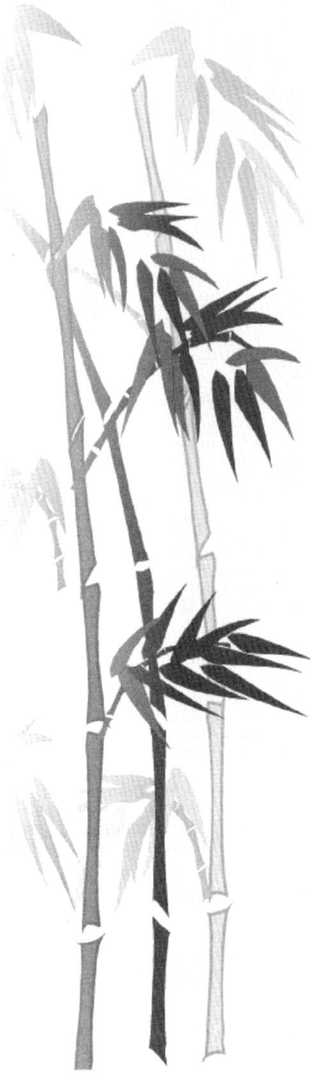

1. 你的體內潛伏著奇蹟般的力量

人類具備百分之百的腦力及體力

對於聽到有關「借力」傳聞，而產生興趣的人，如果問他。

「在你的體內潛伏著奇蹟般的力量，你認為如何？」

結果，十之八九的人均露出一副茫然不解的神情，或沈吟半響，或老實答道：「我曾在一些書上看過這種說法，但不敢相信真有其事。」

對「借力」有興趣的人，都如此回答，那麼，對於那些氣憤地告訴你：「別開玩笑了！假使真有此種力量，天下還有什麼好煩惱的人！」也不足為奇了。

雖然明知故問也是白問，且盡量不再提出問題，但類似下面的對話，都經常可以聽到。

「你認為用念力使湯匙彎曲，和經過一夜睡眠使身體恢復活力，那一種力量較為不可思議？」

「當然是念力啦！因為睡覺每個人都會呀！」

「這麼說來，人人會做的事，就沒什麼好驚訝的囉！但或許是因為無人能了解睡眠的本質及它不可思議之處，因此才不覺得驚奇。」

「哦……，但睡眠還是稱不上奇蹟啊！」

「沒錯！可是從睡眠中，確實可以發現人體奇異力量的入口處。所以，我們應該重新評估自己的身體。」

不僅睡眠，舉凡腦或神經的作用、呼吸，乃至全身細胞的活動，皆充滿了不可思議的力量，而我們對此卻幾乎一無所知，反而有「自己的事，自己最清楚」的錯覺，結果，演變成自暴自棄的下場，徒令一身的潛能無法發揮出來。

人類誕生時，即具有百分之百的腦力和體力，但一般人只發揮百分之五十的程度。

在本章一開頭即提到借力能引起奇蹟般的效果，而其所以能產生，是由於所有人體均存在一般奇蹟力量。凡從事借力訓練者，必能了解所以要先講這句話，就是希望大家能發掘出人體的奧秘，感覺到潛伏在人體內的奇蹟般力量。

人的能力分為腦力及體力兩種，雖然一般的表現不盡相同，有「頭腦優秀，卻缺乏體力」、「身體強健，但頭腦簡單」或是「頭腦與身體皆普通」的情形，但兩者卻是獨立的。

往往為了提高能力，各種手段或方法應運而生，譬如：要頭腦聰明就得用功；要鍛鍊就得運動；要維持健康就應攝取營養；說穿了，這不過是來自對知識、肌肉、熱量的信仰罷了！

它們的共同特點，是認為只要從外面加進某物，即可提高能力，彷彿人體是個空罐頭。這種想法，肇因於絲毫不明瞭人體本來具有奇蹟般的力量。

假如說光憑用功真的可以增進知識，只要運動就能加強體力，這些與人體隱藏百分之百的腦力、體力相比，也頂多只開發出百分之七十而已。此外，它還造成了能力的不均衡。比方說：腦力提高百分之七十，體力卻停留在百分之五十，甚至更低。當然，這只是個比方，但無論如何它的結果是人類的一種缺陷。

原因在那裡呢？人對自己缺乏了解，把人體的腦力與體力歸零，然後像填鴨式地塞入知識或食物，以為這樣就是增加能力。

借力的「借」意指「幫助力量發揮出來」

由上面的說明，我們實在有必要對人體的理解、能力開發，做一百八十度的轉變。也就是說，人體內事實上存在著奇蹟般的力量，只要發揮出來，自然能增加腦力和體力。

大部分讀者可能會發出「真有這種方法嗎？」的疑問，這點我們不妨從人體是依據那些組織而成來探討。

首先，「你」並非你自己創造，而是由於腦、神經、細胞的作用，至目前依舊繼續活動而生存。所謂超能力，絕非指特殊的人所擁有，其實它就在你身邊，也就是你自己的身體即可產生。

把百分之百的力量在睡眠中引發出來，即為借力的作用，顧名思義「借力」即蘊藏了此意。本來，借力的「借」就意味著「借用」、「幫助」，換句話說，就是「借用宇宙的力量，幫助人體的力量發揮出來」。

關於「宇宙的力量」將於第二章再敘述，但我們應了解，借力的目的是「幫助人體發揮力量」，而所謂借力的奇蹟，其實即為人體力量的奇蹟。

2. 有目共睹的「借力」效果

卡車從身上碾過、彈回弓箭表演

下面就舉出一些實例，介紹借力所產生的效果。

相信大家都曾在電視節目中看過一些「借力」的表演。例如：讓卡車從身上碾過去，而表演的人卻毫髮無傷。這證明人體經過借力訓練後，能產生像「生橡膠」一般的強韌力。

一般人常說「經過鍛鍊的身體」會造成「發達的筋骨」，但表演者赤裸的上身，並看不出一塊塊凸起的肌肉，它與一般人的體格並無差別。因此，幾乎每個電視台的節目主持人總會千篇一律發出驚嘆聲。

「太讓人吃驚了！究竟身體何處隱藏這麼巨大的力量？」

重要的不是肌肉部分，而是在於柔軟的細胞所構成的肉體，最能證明此點的實驗，就是以身體彈回弓箭的實驗。

手持弓箭的人，使用的弓箭為鋁製，前端異常尖銳。據計測結果，這種以時速四百公里飛來的弓箭，足以貫穿厚五公尺的玻璃，並能射穿石油桶。如果是從距離三十公尺處發射，能將平底鍋射出一個洞。

當表演者在射手前面，做好瞬間的停止呼吸，立刻發出「ＯＫ」訊號。第一箭因為射手緊張未射出，第二箭則射中表演者的腹部而彈回去，由錄影和慢動作的拍攝中，可以看見弓箭確實射進肉裡才彈回去的情形。後來，我要求對方更用力拉緊弓箭，連續射出第三、第四箭，結果均被彈回，從電視攝影機中所拍下的也不過是直徑數釐米的擦傷。

假如單靠肌肉鍛鍊的身體，絕不可能做到此點，弓箭必然很容易穿過腹部肌肉而深達內臟。

借力是著重呼吸法、腦力鍛鍊法的訓練，即對人體腦部中心的作用，發揮出如前面所說的人體中奇蹟般力量的一種最確實的腦力開發法。而在身體直接呈現「生橡膠」一般的強韌肉體，雖然是很明顯的效果，但也只是「借力」效果的一部分。

因集中力提高而改頭換面的小學女生

前面說明借力創造「生橡膠」肉體的效果，至此讀者當可了解，借力與一般肉體鍛鍊法所產生的效果極為不同。

做為腦力開發法的借力，強化的不僅是肉體，還有腦的作用。實際上，應該說強化腦力的結果，使肉體變強化，體力也增加了。因為腦力包括腦部的所有功用，也就是頭腦變得清晰、順暢。

下面，就以一位小學女生的例子來做說明。

一位小學女生她的性情柔順，在學校並不引人注目，加以體質孱弱，因此她的母親極希望透過借力來增加體力，並使她成為一個活潑的女孩。

結果訓練不到半年，女生在學校的成績節節上升，而且變成非常喜歡讀書、運動的活潑女孩。如今，她的成績不僅名列前茅，甚至在體力方面，兩個男孩合起來也比不上她，是班上極受歡迎的一位熱門人物。

女孩並非像「書呆子」那樣拼命讀書，由於她的集中力、吸收力增強，雖然花同樣的時間讀書，她卻能比其他人獲取更多的知識。

才能特殊的職員

類似這種情形的不只限於這位女生，凡在中小學、高中、大學唸書的學生，成績均提高不少。透過借力而自然發揮其本來的能力，為不爭的事實。

對於已在社會上工作者而言，或許其在公司的能力評估不若學生單純，但其工作能力可以提高亦為事實。接下來，就以才能特殊的N先生為例。

N先生是位任職會計事務所的三十六歲職員，接受借力訓練已經三年。他原來就是一個很優秀的職員，而在兩年前，工作上又呈現了頗大的變化。那就是辦事能力不斷提高，任用人員、處理糾紛的方式都顯得極幹練，也因此使他從一位普通的「能幹職員」變成眾人眼中極有聲望的「賣力派人士」。

不僅如此，他對某件事情的成功與否判斷極準，連董事長也大為吃驚。這位董事長還說，他準備退居幕後，把工作重任全交由N先生來擔當。

像上述的例子不勝枚舉，但所謂「頭腦變好」「工作能力變強」只不過是借力效果之一種，與腦力全面開發的大目標相比，這些只是小目標，甚至不算目標，因為它們可以說是衍生出的結果。

至於腦力全面開發會發生什麼事呢？它能獲得超越常識的能力，即超能力。也唯有用此超能力，始可了解人體的功用以及腦的功用。

如果理性地朝著宇宙極大的方向或粒子極小的方向思考，也終有其界線。就好像科學雖然能告訴我們，人體有那些地方發生複雜的反應，卻無法解釋為何變成如此，因為科學本來就無此能力回答。

以借力開發腦力，就能了解科學所不能告訴我們的答案，這即是借力開發腦力後所產生的一種成果。習慣以科學思考的讀者，或許認為「一瞬間的感受」比「長年的研究」不可靠，但是，一旦潛藏在人體內的百分之百腦力得以全面開發出來時，自能理解此種感受了。

左腦力量壓抑住腦力

為什麼人類本來具備的腦力，只能發揮百分之五十呢？問題就在於左腦的力量。下面的對話，或許可以幫助諸位明白阻止腦力的一些可能性原因。

我：「為什麼你想嘗試借力訓練？」

A：「我任職於電腦公司，最近工作上一直無法突破，而且頭部、身體異常疲倦，根本無法專心工作。當我聽到B說起借力能改變根本的體質，消除此種現象的好消息時，就想當面向你請教。」

我：「原來如此！不過，你必須先使頭腦鬆弛，休息一陣子，否則繼續使用的結果，會造成腦部功用降低。」

B：「A是一個左腦人的典型代表，心思太多。」

A：「左腦人？什麼意思啊？」

我：「人的大腦分為左腦和右腦，通常皆用左腦來思考，所謂思考就像電氣流經腦細胞，而產生磁性和熱。我把這種力量稱為左腦力量，B所說的左腦人，就是左腦力量比較高者。」

A：「左腦力量比較高，會造成什麼結果？」

我：「前面我曾把思考比喻為電氣流過，而電流是電子流過的現象，由控制左腦與右腦的神經發射出來。假如左腦力量高，會形成左右腦的磁性不平衡，電流偏向左腦，無法和右腦發生反應的現象。平常我們所說的『第六感』是由右腦的作用而引起，因此在這種情況下，就無法產生靈感，打破僵局。另一方面，左腦力量屬於熱，故會造成電流，即思考的遲鈍。」

B：「A在工作上無法突破的根本原因，就出在左腦力量吧？」

我：「正是這樣！總之，左腦力量壓抑主腦力，而阻礙腦部的平衡作用。」

A：「我已經懂一些了，但還有一點不了解，難道說不做任何思考，保持頭腦的平靜，就會使左腦力量降低嗎？那麼我只要出外旅行，改變心境，也能獲得相同效果吧！只是好像沒聽說過，旅行回來後，頭腦會聰明些。」

我：「你說的不錯！但是只讓頭腦安靜，降低左腦力量的程度有限，回到工作崗位後仍會復發。因為畢竟要時常思考，左腦力也就一直保持增高的狀態。」

B：「況且，降低左腦力量只是借力的效果，並非目的。借力的目的還是強化腦部，以剛才的比喻來說，就是提高電氣的生產力，將腦力完全開發。我曾說過的『改變根本的體質』，就是這個意思。」

A就在半信半疑的情況下，開始前來道館訓練。一個月後，身體不調和情形已消失；三個月後即恢復自信。半年後，他因為搬家，改在自宅訓練。前些日子，他打電話來告訴我下面的一段話。

「現在正有某公司要聘請我，我已感覺出自己往前跨出了一大步，再也沒有什麼能難倒我了！」

3. 防止老化及實現長壽的驚人效果

使肉體柔軟且防止老化

在前面說過，借力有三種具體的效果，即①頭腦清晰，②體力增強，③肉體像「生橡膠」般柔軟。這些全為腦力開發的結果，因此靠借力強化腦力，成為超能力並非夢想。

但是，如果說「防止肉體老化」相信所引起的震撼程度，比「超能力」有過之無不及，但也不免產生疑惑：「這不活像推銷長壽藥的廣告詞，天底下不可能有這種事！少胡言亂語了。」

這也是我一再避免「借力能防上老化」的說法，而以「使肉體像橡膠般柔軟」代替的原因。這兩種說法，表面上看來無關，其實意義相同，借力創造有張力、不鬆弛的肉體並非暫時性，是以強化腦力，而一直持續的狀態。

當然，為了避免誤解，我要說停止老化是不可能的，否則就變成「不老不死」，大大違背了自然原理。但是，老化的速度可以減慢，而且每個人至少能減慢二分之一以下。

這裡，我必須再回答一個問題，就是「進行借力四十年，你如何以自己身體證明防止老化的效果？」

我今年已經六十三歲，一位極熟的醫師對我說：「你的身體和十年前沒有兩樣，我能證明你依然保有二十幾歲的年輕狀況。」

「到了這個年齡，我唯一的希望就是保持健康與長壽。」聽到一位與我同年齡的人這麼說，我很願意幫助他朝這個目標邁進。

「假如只想長壽，醫學就能促成，像現代的植物人，依靠藥物而能繼續生存。但我眼前的課題，是要現在的體力與氣力，至少維持到一百歲。」

「真能做到嗎？」

「是的，讓肉體恢復青春，並使老化的速度減慢，並非不可能，事實上，它的意思就是強化肉體細胞。某位醫生檢查過我的身體後，曾說我的肉體依舊屬於二十幾歲，甚至二十歲的年輕人也比不上我。因為平常所指的年輕肉體，與經過強化細胞構成的肉體截然不同。簡單地說，年輕的肉體只是依照該時期的平均壽命，而呈現與年齡相稱的老化過程。」

「這麼說來，用借力鍛鍊身體的細胞，能把此種活力至少持續到一百歲？」

「不錯，但很少人先聽理論就會相信，因此，我必須以自己的身體來證明此點。」

老化就像鋼變鐵

由於「細胞的強化」，造成富於彈性且柔軟的肉體，使老化速度減慢。但什麼是「強化細胞」呢？

要了解這個問題，應該先知道「老化」是什麼。

舉個簡單例子，當一個人肉體老化時，皮膚即失去光澤，身體變得僵硬，就像鋼與鐵。此二者皆為堅硬物體，但鋼較光潤、富彈力。假如把兩者用力彎曲，鐵就形成彎曲狀態，然而鋼卻能恢復原狀。所以就彈性而言，鋼就如年輕的身體，而鐵則像老化的肉體。

換句話說，老化相當於由鋼的構造變化為鐵的構造，也就是物質構成粒子所發生的變化。

這代表著粒子與粒子間，存在某種具有接著劑功用的力量。就像鋼的力量比鐵來得強且富彈性。所以，從粒子的角度來看，老化即是粒子間作用力量轉弱的現象。

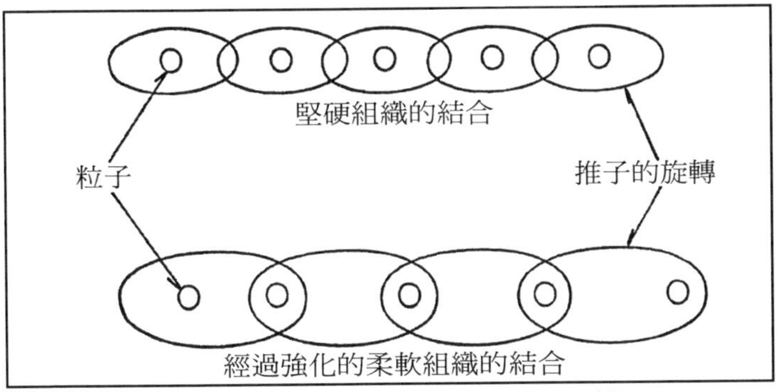

「推子」的旋轉幅度決定肉體的彈性

當借力使老化速度降低時，粒子間作用力量就會增強。為了解釋這個效果，有必要說明「精素學」。

眾所周知，人體是由龐大數目的細胞所構成，據科學家估計，成人大約有五兆個。由於構成細胞的粒子數目過於龐大，無法以科學估計出來，也不清楚粒子間的作用為何具有力量，但有一點可以確定，它們確實存在著。

根據精素學，這種力量乃由「推子」的作用所引起，因為「推子」在各種大小不同的粒子周圍旋轉，使粒子互相結合而成。（參照上圖）

由「推子」的旋轉幅度，決定了細胞的柔軟性、肉體的彈性，換句話說，旋轉的幅變愈廣闊，粒子或細胞的結合力愈多層化而更富彈性。

相反地，旋轉的幅度愈狹窄，結合力的範圍亦愈狹窄而顯得脆弱。

另一方面，「推子」旋轉的能量，是由腦部經過神經傳至全身細胞的「精素」所提供。以借力強化腦力時，即為輸送大量的「精素」，使「推子」旋轉幅度變廣，進而增加細胞的結合力。如此所形成「強化的細胞」，就造成富彈性的肉體。

前面曾說過，「把現在的體力及氣力，至少保持到一百歲」，這並非夢想。因為提高腦的「精素製造能力」，即可降低衰弱的速度，所以，直到一百歲仍保持二十幾歲的肉體，絕非天方夜譚。

根據我的預測，假如此事成真，人的壽命將可延長至兩百歲。

目前台灣人的平均壽命進入八十幾歲，和以前的「人生七十古來稀」比較，這實在是驚人的成長，但是，假如屆時身心已憔悴不堪，那麼，長壽有何意義？

為了長壽而長壽，就彷彿最盛時期的體力猛然跌落，而長期以低空飛行著陸。但是，以「借力」強化腦力，防上「精素製造能力」衰退，則能長期持續高空飛行。

4. 強化神經使身體遠離重病

超越醫藥的訓練效果

相信讀者已明瞭，借力與健康法大不相同，對健康已受損者而言，前面所舉出的效果，為次要的問題，接下來，就以對疾病造成的效果來舉出實例。

道館的學生中，有不少中老年人是因患某種病症，而開始借力訓練。諸如：神經性胃炎、心臟、腎臟、肝臟等內臟疾病，糖尿病、頭痛、倦怠感、喪失行動意願等各式各樣的健康障礙。

雖然由於症狀的種類程度，而呈現不同的效果，但最快兩、三個月，最慢一年，均能確實恢復健康的身體。以特效性來說，借力比一般醫藥遜色，但借力效果的特徵，即在「確實顯現」。尤其對因神經性引起的疲勞，效果更佳，全身感到前所未有的爽快、舒暢。

當然，假如只是消除疾病，那麼，與一般醫藥的效果沒什麼兩樣。所以，靠借力恢復健康者，已具有超越一般健康者的體力，既能防止病症復發，同時不再受到重病侵襲。

為什麼靠借力就能治療疾病呢？在說明理由前，讀者有必要知道患病時，將引起身體那些變化。

首先就是造成神經衰弱，反過來說，一旦神經衰弱便是生病的徵兆。由此可見，健康與神經作用有非常密切的關係，正如俗稱「病由心起」，有時憂慮、急躁形成病症；或說「感冒為萬病的根源」；或是神經衰弱引發其它的疾病；或是平常雖做運動鍛鍊身體，可是一旦神經變弱、照樣患病。

所謂神經衰弱，並非指神經線斷裂成千瘡百孔。從精素學觀點來看，神經好比一條為「精素」的電氣通過的電線，當此條電線由銅線變為鐵線時，「精素」的流動即不再順暢。就因為「精素」的電氣在通過鐵線會變熱而易散失，因而造成神經衰弱染患疾病。

不僅如此，染患疾病時，還造成腦部的「精素製造能力」低落，氣力與元氣消滅，也就是疾病↓降低「精素製造能力」↓引起神經衰弱↓疾病惡化的一連串變化。如果擱置不予理會，將使神經更加衰弱，病症更形惡化，導致負面的相乘效果。

借力是強化神經的訓練

基於下面兩種效果，故而借力能阻止疾病再惡化。

①防止腦部的「精素」製造能力降低，反而使其提高。

②強化神經，使「精素」流動順暢。

關於第一點，在前面已說明過，如果「精素製造能力」提高，即能強化全身的細胞，此種情形亦可用在神經細胞身上。這表示不僅肌肉細胞，連神經細胞也受到強化，使「精素」更有效流通，即為②的效果。

所以說，借力是強化神經的訓練，能形成對疾病有強烈的抵抗力。

由下頁圖中所見，是從精素學立場去分析人類的健康狀態。如圖所示，「精素製造能力」與體力對應，假使人體本來的體力為百分之百，那麼，普通的健康

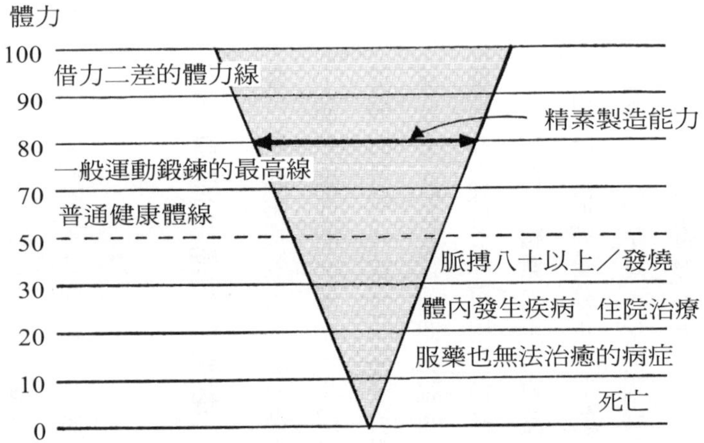

從精素學立場看人類的健康狀態

狀態是只有百分之五十，「精素製造能力」亦隨著減半。

此處應注意的是，如果以一般肌肉運動來鍛鍊，百分之五十的體力最多也只能提高至百分之七十，這說明了一般的體育、肌肉運動，對增加精素製造能力或體力，以及強化神經是有限度的。

在無法強化神經的訓練中，結果是依然不能建立和疾病無緣的體質，即使具有優秀的體力，終究免不了患病。否則，按道理來說，一個優秀的選手應是百病不侵且長壽，但我們從未聽說過有此情形。

因此，體力和神經的強化，應視為

互助合作的親密關係，如此方能建立百病不侵的強健體質。

借力訓練者的神經，均為強健且柔軟，尤其在質的方面強化後，即使疲倦也能立刻恢復，不易引起疾病，就算染患疾病時，也能迅速消除。

5. 全身的動作具備難以置信的速度

手刀的速度為普通人的三倍

當神經受到強化後，身體不僅無任何疾病侵犯，連動作亦變得迅速、敏捷，也就是來自腦的命令，能夠極快地傳達到四肢。

這種強化神經後能夠發揮驚人的速度，現在，就介紹兩種實例。

平常所說的手刀表演，大部分是劈開石頭、屋瓦或厚木板，這些我均曾多次表演過，不過，手刀的速度實驗就並非為單純的腕力實驗，對此實驗方法，曾特別花一些心思來做。

首先，我把兩個啤酒瓶以大約一公尺的間隔放在椅上，瓶口放著盛滿水的玻璃杯，兩個玻璃杯中間再架上一根細木材，然後，用手刀切斷。當然，杯子不能掉落，水不能濺出，否則即失去實驗的意義。

當我照例以瞬間呼吸法在體內放電後，立刻以手刀劈下，木材分裂為二，但杯子紋風未動，水亦未濺出一滴。

雖然兒童亦能折斷此種木材，但是，要成功地進行此種方式的實驗，手刀的速度需為普通人的三倍以上。我也曾經請其他觀眾來試試看，結果不是玻璃杯摔破，就是木材從杯子滑下而未折斷。

因此，這純粹是以手刀劈下的速度實驗。

紙張未震裂而切斷木材

但是，這項實驗還不夠嚴格。因為木材雖然放在杯子的邊緣，但仍受到硬物支撐，在經過一番思考後，我改將木材插入報紙，針對速度再進行一次實驗。

這個方法是從刊載美國某雜誌的同樣照片中，所獲得的啟示。照片中以木材插入垂下的報紙兩端，然後用手刀切斷。

我略做一些改變，將木材增為兩根，成為上下兩段，並且用菜刀尖端穿過報紙。換句話說，就是把兩把菜刀固定於一個人的高度，再將報紙插進刀尖而使其垂下，再以兩根相距約三十公分的木材分別插入報紙，以手刀劈斷木材，而絲毫不會震裂報紙。

以玻璃杯支撐木材的實驗，成功並非僥倖，而使用報紙代替杯子的實驗，更不可能僥倖成功。當我再度做瞬間呼吸法，以手刀劈斷兩根木材的剎那，報紙絲毫未動，我可以說，這才是真才實貨的速度實驗。

你的神經性能已十分優秀

雖然報紙未震破，木材被劈斷的實驗成功，但不足以誇耀，況且日常生活中並無任何用途，此純屬神經性能的實驗。

我想說的是，每個人皆能發揮速度，並不需要以借力來強化神經的訓練，事實上，你的神經性能已經足夠，而且很優秀。

這不是恭維的話，只要遇到緊急的場合，便能自然發出反射神經作用。

例如：瞬間閃過衝出來的汽車或腳踏車；公車突然來個緊急煞車而立即伸手拉住吊環……。其共同點是像前面所講的中年男子，「似乎不像自己的行為」一類感覺。這種感覺是合理的，因為遇到剎那間的緊急狀況，通常省略腦的判斷，而由神經自動採取行動。

此時，「抓住它！」「閃避它！」等等的行動指示，會由神經以驚人的閃電速度傳出來。所以，我說：「你的神經性能已經足夠，而且十分優秀。」就是指在緊要關頭時，任何人都能把超高速的指示，由神經傳到四肢。

這就說明了遇到緊急情況時，身體會自然採取行動措施，也證明了人體潛藏著奇蹟般的力量。

遺憾的是，此種力量只是瞬間從睡眠中醒來，至於何時醒來由它決定，而借力可謂任意讓此種力量醒來的訓練。

總之，把我們神經性能、體力性能自由發揮出來，即為借力的奧妙。

6. 發達三大神經，產生豐富才能

支配頭腦作用的三大神經

借力不斷以廣大的範圍，發生連鎖反應的效果，為了使讀者更進一步了解，下面就說明有關神經的發達。

在前面兩項裡，我曾指出神經一旦強化，能使全身動作增加速度，使老化速度減慢。但是，神經發達時，所產生的借力效果不止於此。

從精素學的立場來看，神經分為下列三種。

①生化神經——掌管心臟或呼吸的作用，並負責製造血、骨、肉。

②感覺神徑——司掌第六感在內的感覺訊息及傳達作用。

③意識神經——掌管思考、識別、判斷、感情等等頭腦的作用。

我把這三種基本的神經稱之為三大神經，即支配體力、感覺的能力、頭腦作

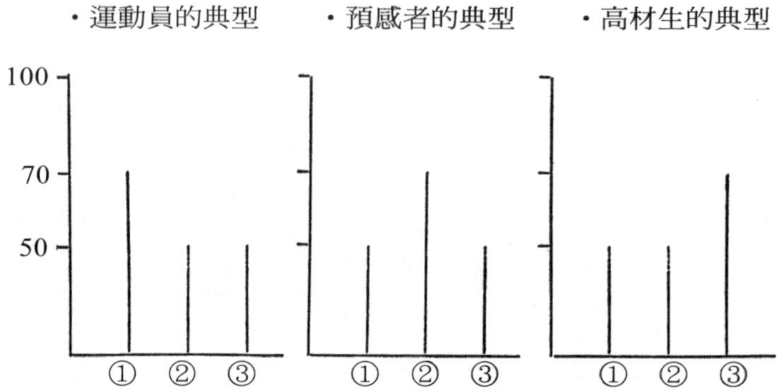

①生化神經　②感覺神經　③意識神經

三大神經中，當其中一種發達時……

用的三大神經。由借力來訓練神經，使三大神經發達，就能帶來範圍更廣泛的效果。

由上圖圖表可以看出，通常三大神經只能發達一種。

以運動員代表的生化神經發達型，表示其體力超過常人；預言者代表的感覺神經發達型，表示其預知能力、感覺優於常人；而高材生所代表的意識神經發達型，則表示其頭腦勝過常人。

問題在於當三大神經其中一種發達時，另外兩種必受到壓抑，甚至降低。好比一個生化神經發達型者，雖有強健的體力，但頭腦作用遲鈍；一個意識神經發達型者，頭腦很優秀，但往往缺乏體力、感覺能力衰退。

為什麼會造成這種現象？因為三大神經爭奪一個地盤（「精素」能量）而起，除非強化腦部本身的作用，否則無法避免。

人體從一個電源搭出許多線路

換句話說，站在維持人體生存的「精素能量」之量的觀點來看，人類實在是大同小異。如果把三大神經發達的程度加以總和，那麼，前面所講的三種型式將相同點數，同時，「體力、頭腦、感覺能力均屬常人」者，在總分數上也沒多大差別。這也就是說，比運動員的頭腦來得清晰者，大有人在；比高材生感覺更敏銳者，也是隨處可見。

這絕非安慰的話！在此所要表達的不過是，無法強化製造「精素」的腦部訓練，其結果就是只能發達三大神經中的一種。如此一來，發達程度的極限也僅到百分之七十而已，假如將其總和起來，全體的效果變成零。

有人對三大神經的說明，發表了如下的感想：

「如此說來，人體好比從一條電源搭出三條線路，用腦過度時，會使體力如燈泡般由明亮轉黯淡；過度消耗體力時，造成感覺能力由明亮變黯淡。此種惡性循環，並非是鍛鍊三大神經其中的一種就能消除，唯有使從腦部輸送至全身的電氣產生力量，此外別無他途。」

「沒錯！所謂腦力開發，正是提高輸電量之意。」

假如提高腦的力量，使三大神經同時發達，也就是體力、頭腦、感覺能力均超越普通人，那麼，就可成為一個無所不能的「萬能人」了。

7. 養成合理的飲食習慣

身體所需求的飲食生活節拍

我一直在討論「借力」效果，或許有些讀者會被萬能、長壽、超能力等字眼所迷惑，當然，這些都是由我說出來的話，卻要叫人「別受到誘惑」，似乎不合理。不過，它們應當和借力訓練的進度採取一致的步調，我是擔心讀者引起消化不良。

談到消化不良，必須再指出，提高消化吸收力，可謂借力效果的真髓。不僅食物方面，舉凡知識、感覺訊息等一切來自外界刺激的吸收力，都會被提高。所以，借力訓練者的腸胃，能夠吸收完全的營養。

有人曾向我問起飲食生活的問題。

「請問你平常都吃那些東西？」

「和各位差不多，我並沒有靠什麼特殊的食物來維持生命。經常也去超級市場買菜，自己調配。」

結果，他只說聲「哦！」一副大失所望的表情，我另外又加了一句話。

「但是，以吃同樣一碗飯能生存天數來比較，相信我比任何人都久，這就是熱量的吸收力問題。即使我的飯量比一般人少，我依舊精力充沛，生龍活虎。」

他聽完這句話，精神不禁大為一振，立即問道：「這麼說來，你是以粗茶淡飯為主囉？」

「並非如此！我只是能忍受粗茶淡飯，甘之如飴。其實並沒有一定的原則，完全順著身體的需求。」

「能否說得具體些？」

「想吃的時候就盡量吃，有時則斷食造成空腹狀態。既然沒有堅持粗茶淡飯的必要，又何必一定要遵守『一日吃三餐』的規矩。」

「你的意思是說，『一日吃三餐』為不正當的習慣嗎？」

「我並非飲食生活方面的專家，也無意這樣說。但是，假如以借力呼吸法開發腦力，使全身從身體內部加以鍛鍊時，飲食生活就不得不做變化。我們也能自然了解到，飲食習慣並不受時間的約束，而是要配合身體的節拍，依照需求來攝取。」

說到這裡，他露出茫然不解的神情，他似乎不明白「身體所需求」的意義。

「你是說身體會需求？」

「不錯！在我們進食時，身體會對份量、口味提出要求，以我的年齡而論，我能吃四碗飯而面不改色，對酸、辣、甜各種口味都不忌諱，有時卻整天不吃，可以說進餐時間幾乎沒有固定。」

「普通人也可以這麼做嗎？」

「當然可以。沒有比聽從身體需求心聲，更自然的飲食生活；也沒有比依照身體需求，更正確的事情。不過，在此之前必須先靠借力建立健全的身體。」

「就是說並非漫無目的順從身體的需求？」

「當然！這和慾望的任意索求不同，慾望是頭部的作用，好比雜音一樣。」

「是不是這個雜音一旦消除，就容易聽到身體請求的聲音？」

「是的。希望大家能夠早日聽取身體需求的聲音，把份量、口味方面加以變化。」

重要的是份量及口味的變化問題

如此「一天吃三餐」規律地攝取或是拼命追求營養價值高的食物，皆屬虐待身體的行為。因為，身體所需求的是刺激，也就是刺激的變化。

不過，通常其心聲很微弱，加上又滲入雜音，一般人不容易聽到，也因此雖然飲食生活不合理，卻不以為忤。

例如，「中餐時間已到，就算沒有口味，也應該吃點什麼」，其實這是最差勁的選擇。因為，此時身體節拍已停止。

另一方面，我們常說的「吃東西應細嚼慢嚥，對身體才有益」其實是一項錯誤的常識，當我們慢性咀嚼時，胃腸的進行也因此減慢下來，逐漸變成消化吸收力薄弱，日後我們就得更加慢慢仔細地咀嚼，成為一種惡性循環。

由這種惡性循環所產生的常識，即使靠借力強化身體亦無用。所以，一個借力訓練者應該徹底相信自己的身體，培養出合乎身體節拍的飲食生活習慣。

8. 抓住好運邁向目標

「運」可以改變

人體經常與周圍的事物發生交感反應，如果靠借力開發腦力，將使這種在瞬間與包羅萬象之物產生結合的交感反應更趨於活潑，其呈現的變化和體力增強或頭腦清晰的效果迥然不同。

前面所說的變化飲食生活，其實正為此種呈現的一種效果，即身體能恢復自然的節拍，而另外一種遠比這點更不可思議的變化，就是轉運。

這點可能引起誤解，因此我必須加以說明。說到轉運，有些人立即聯想到「轉運祈願」，而誤會我所指的是「『一心一意祈求就會實現』這類摩訶式不可思議的現象」。

一般而言，「運」超出人類智能以外，而無法以人力改變，因此欲「轉運祈願」者，必須依賴神明的力量。

這種想法並不正確，「運」雖然受到超越人類智能的作用所支配，但是要把壞「運」轉為好「運」並非不可能做到。正確地說，假如腦力逐漸被開發出來，「運」弱者亦可搭上「運」強者的班車。

我們通常視「運」為一種抽象的東西，也搞不清是否真的存在，事實上，它是極為具體的一種流動物體。也就是我剛才說的好「運」的流動。

如果你不相信，可以自我回顧一下往日的路程，是否曾有一、兩次大叫

「哇!運氣真好!」的體驗。如此應可了解，在到達目的之前的生命過程中，必然排列著一連串的幸運。

「能遇到A先生，真是我的幸運;但沒有B先生的建議在先，我也無緣遇到A先生。」

「假如當時喪失這個機會，工作必定失敗。」

像這樣由細小的幸運，組成一條流動的地圖。

這條流動就好像徘徊在複雜交錯的迷路中，是唯一通往出口的路徑。換句話說，它能在你每至轉彎處，提出「右轉、左轉，或直走」的答案，如果日後有人問起，「為什麼你會選擇右轉?」或許你也無法回答，最多是說「靈機一動啊!」來誇耀自己準確的第六感。

前面也說過，借力能培養第六感，但光憑第六感並不能抓住好運。當你能抓住好運時，是因為在腦子形成「好運的流動地圖」。

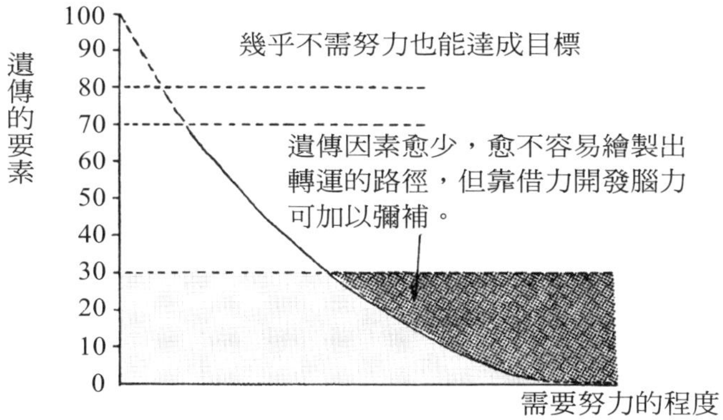

遺傳因素愈弱的人更應鍛鍊借力

轉運的路徑在地圖中被標示出來

雖然說這個地圖能指點你在何處轉彎，幫助你達到願望或目的，但本身卻無法自覺到這條路徑，也沒有自覺的必要。事實上，這個地圖所指示出來的路徑，自然能推動你前進。

我曾把腦部所畫出的地圖，稱做「磁素場」；而把地圖中標出來的轉運路徑，稱為「未素場」。對於這條轉運路徑的形成，遺傳佔了很重要的因素。

上圖所表示的即為遺傳因素的強弱，如果遺傳因素極為稀少，轉運的路徑就不容易繪製出來。然而對於勤奮工作也不能轉「運」者，只要靠借力開發腦力，即能彌補遺傳因素的薄弱，而畫出轉運路徑的地圖。

也就是說，程度即使有差異，任何人皆能在地圖中描繪出轉運的路徑，這即是「人體奇蹟般力量」的一部分，可以靠借力發揮出來並強化之。

隨著好運流動

一位女性第一次買彩券，就中了大獎，她喜不自勝的說明買彩券的過程。這得從她遺失內有一萬元的皮包被發現，前往警察局領回說起。

在回程的路上，她的腦子突然浮現一個念頭，「既然這筆錢失而復得，何不將它換成有形的物質？」左思右想之際，她就到百貨公司替先生、自己買了兩件同樣花色的襯衫，當她走出百貨公司，突然瞥見一處彩券攤。

「若是在平常，我根本看都不看一眼，此時卻毫不遲疑地走向彩券攤前買彩券，實在是空前絕後的創舉。」於是，她以剩下的一千元，買下了彩券。

接下來，我們看看該女性轉運的路程，便能一目了然。

夫妻均工作↓回家的路上遺失錢包↓至警察局領回失物↓想把這筆錢換成有

形的物質↓決定為兩人買件襯衫↓前往百貨公司↓買了彩券↓中大獎。假如其中的日期、時間或地點有一個不對，也不能獲此鉅額獎金，此即為這條路徑所以成為轉運的理由，而她是在未想到「買彩券會中大獎」的情況下走向這條路。

所以說，她並非是靠慾望或預感搭上好運的列車，只是因為用失而復得的錢財買襯衫而獲致買彩券、中獎的路徑。一切均為「想要這麼做」，所以去做而已，這就是靠借力轉運的特徵效果。

由這位女性的簡明例子中，實際說明了轉運效果，當然，類似的例子尚不止於此。

此外，像「找到好朋友或知音」、「尋覓到愛人或另一半」等等的例子，也是不可勝數。

但不管如何，假使對轉運效果食髓知味，起了非份之念，將不再有第二次的機會。因此，我提醒「仍如往常般訓練，保持淡然的態度」。

我必須再度鄭重聲明，「借力」雖能開發腦力，但是過度的慾望，為抑制腦力的大敵。

9. 超越體力、腦力、壽命的界限

培養真正均衡的體力

雖然我一直在敘述「借力」產生的獨特效果，但最後的結論是，借力效果大致分為體力、腦力和壽命三類。

首先，讓我們來看借力對體力產生的效果。

在這世界上，呈現著各種體力的擁有者，比方：相撲力士、摔角選手、一百公尺短跑選手、馬拉松選手、棒球選手、拳擊手等等。以一般人眼光來看，他們具有超越常人的體力，然而事實上，他們也有脆弱的體力。

雖然他們能把一個人輕鬆舉起，或是暴發力、耐久力的確比常人高，但是身體也容易失調，或隨年齡增長而百病纏身，與一般人並無差別。這是不是意味著，這些所謂「選手」的體力有某些缺陷？

究竟運動選手鍛鍊身體的那些部位呢？答案可以說幾乎是肌肉。而且由於運動的種類，鍛鍊肌肉的部分亦有不同，也就是只進行部分肉體的強化。如此一來，雖具有一時耐久力的健美體格，卻無法培養出真正均衡的體力。

體力本應為肌肉力與神經作用的總和力，但幾乎所有的肌肉運動，都只能強化肌肉而不能鍛鍊神經，因此，產生了不均衡的體力。

至於要如何消除這種不平衡的現象呢？只要鍛鍊神經，即能同時強化肌肉。此即指欲獲得均衡的體力，務以神經訓練為首要課題。

借力訓練主要就是鍛鍊神經，培養總和的體力。單就肌肉發達來說，此種訓練方式和普通身體鍛鍊極為不同。不同處在那兒？那就是肌肉運動僅增加肌肉量，借力訓練卻是提高肌肉的質。

均衡的體力並非舉一百公斤的啞鈴，或靠跑步來鍛鍊，而是在訓練神經，造成「生橡膠效果」一般的肌肉。此種肌肉與一般的肌肉截然不同，即使運動以後，也不會感到疲勞或殘餘在體內。

由神經訓練建立持續不退的體力

其實疲勞感不會殘留，還是極保守的說法。事實上，由借力所獲得的體力，通常超越一般體力的界線。這並不是說能在五秒鐘內跑完一百公尺，或是能用手把卡車舉至頭頂上。那麼，到底是指那些呢？

我們假定一位靠一般訓練的A與借力訓練者B，兩人皆能舉起一百公斤重的啞鈴，此時兩人的差別。

首先出現在舉重的速度，例如A須三秒，B只要兩秒。其次，是次數的不同，A若能舉五次，B可舉十次。再者十年後，兩人再做同樣動作時，差異更明顯，A已無法舉起，B照樣能做。

如此顯現出來A、B兩人體力的差異，有下面三點。

①由腦部指令「把它舉起」經過神經傳達的速度。

②肌肉疲勞至麻痺之前的時間。

③體力持續的年數。

這裡重要的是，如果A企圖縮短與B這三點的差異，即使加重訓練仍有一個界限。除非像「借力」採取神經訓練來強化體力的方法，否則永遠只能收到次級的成果。

由於總和肌肉與神經作用的體力，一般獲得均有限度。要超越這個界限，唯有以借力訓練增強精素能量，根本改變神經細胞與肌肉細胞的質。

阻止體衰退而保持長壽

體力所能持續年數的差別，正是借力訓練者和一般人壽命長度的差距。

假設你是一位三十五歲的男性，經常適度的運動消除緊張情緒，並且注意飲食生活，那麼，以平均壽命七十七歲來推測的話，你至少還能活四十年，而「終其天年」。

「為什麼不能活得更久？」這並非是毫無意義的問題。我希望諸位能趁此機會，想想「天年」是什麼?所謂「天年」，就是腦部精素充電的年數。因此假使提高精素的充電力，自然能超越醫學、食品、運動所達成壽命的界線。

如此，根據平均壽命尚有四十年壽命的你，假定借醫學幫助延長至五十年，那麼，借力就能延長至六十年、七十年……。如果同為八十歲，借力訓練者的體力衰退會因為較遲，而依然充滿活力。

前面曾說過，借力訓練者的肌肉不容易疲勞，對腦部亦有相同的效果，這是因為腦細胞亦呈現「生橡膠效果」，即使用腦過度，也不會造成疲倦感。

當我們思考時，精素電子會在腦子循環，如果精素電子流動不順，就會產生「熱」，使思考無法持續下去。即使記憶再多的知識，頭部反應的速度仍然有其限度。

由於左腦的精神活動，是因電子與電子互相碰撞而引起，會同時產生「熱」及「磁性」。而一個人思考或想記起某事時，所發射出來的精素電子常偏向左腦，因此產生了決定性的界限範圍，也就是不能引出藏在右腦的超能力。

造成左右腦兩個之間界限的原因，即在於左腦的精素電子流通不順暢之故。若靠借力造成「生橡膠效果」，使精素電子順利流至腦細胞，就可消除這兩個之間的界限。

第二章

强者靠借力的「中腦革命」

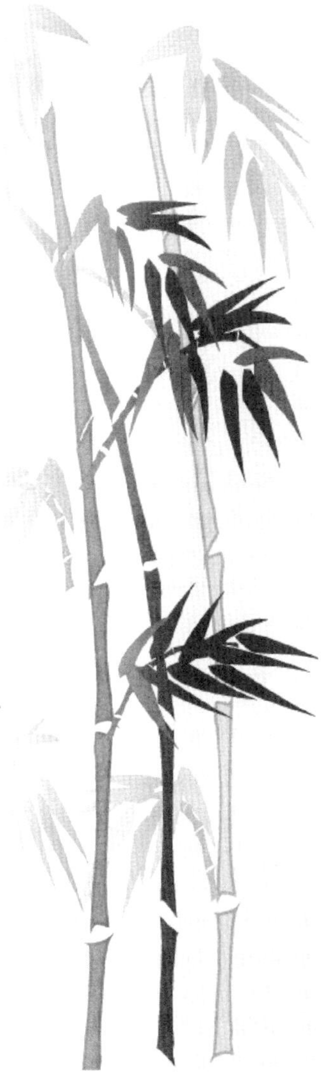

1. 必須了解人體的活動

人體能量有兩種

講到現在，我希望讀者對借力的認識，能向前邁進一大步。接下來，將介紹證明借力奇蹟效果的腦力開發理論，加深讀者對借力的了解。

假使我提出下面的問題，你將如何回答？

——什麼是使人體生存的能量？

大部分的人首先想到的，或許是從各種食物所攝取的營養，在胃、腸吸收營養，然後靠血液輸送至全身來養活肉體。但實際上，營養並非唯一的能量來源；光靠進食而不睡覺，身體仍會累垮，即能證明此點。

比方有些因工作、打麻將而通宵徹夜未眠者，雖然不在乎一晚上不睡，但若持續兩、三個晚上，必會造成神智不清而終於累倒。此時，就算如何進食，身體也無法恢復原力。

問題出在靠睡眠所儲蓄的一種能量已被耗盡，即維持人體生存的能量有兩種——一為靠食物攝取，一為在睡眠中被製造且儲蓄起來。

此時，「睡覺並不單為消除疲勞」，是嗎？——正是如此！所謂「由於疲倦」的關係，其實是我們自己想出來的理由。真正的理由，應是「為補給能量」而睡眠。

那麼，在睡眠中所製造的能量，又是何種東西呢？

為了便於明白，我們將睡眠和營養互成對比來討論。營養是沿著消化器官→血管→全身細胞的路線，而能量則是沿著腦→神經→全身細胞的路線。從傳送的方式來看，如果營養屬於化學，那麼睡眠中所製造的能量，可謂電氣的能量。

這也就表示出，我們的腦部在睡眠中會充電。當然，如果把電線和頭腦相接，並不會亮起燈光。如科學證明一般，構成人體細胞的分子、原子、微粒子等，皆屬於電氣的反應體。維特此種反應者，就是在我們睡眠中，於腦部充電的電氣能量，即精素學理的精素，是人體賴以維生的能量源頭。

精素具有的功用及強化法

這個精素即為強化人體、開發腦力的關鍵。下面就把精素的作用予以整理出來，供讀者自覺。

①是人體能量的源頭。

②腦細胞、神經細胞、肌肉細胞、骨骼細胞等全身的細胞，皆靠它而活。

③能維持體力和健康。

④促進腦神經發生作用，並做為思考活動的媒介。

⑤透過神經將思考化為行動的程序。

⑥從腦部引出祖先傳下來的記憶和第六感。

⑦做為人類與人類、人類與物質、人類和宇宙之間感覺交流的媒介。

由此可見，精素一方面為人體一切能量活動的來源，同時，精素的流動本身即等於人體的活動。好比神經的活動，為經過神經至精素的活動，神經本身即等於傳達精素這種電氣的電線。

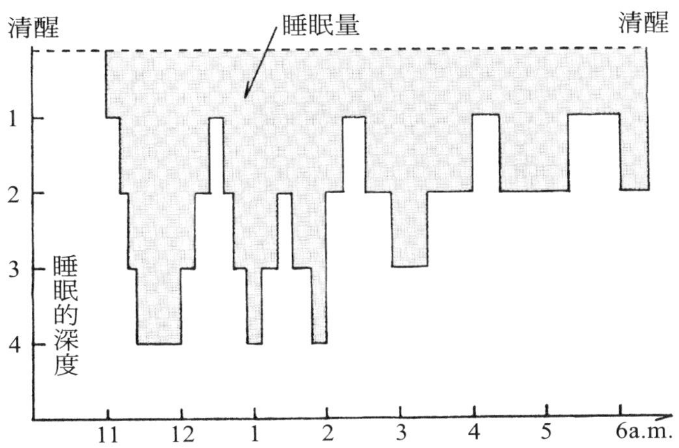

典型健康大人的夜晚睡眠狀態

同時，精素不僅在人體的內側流動，另一方面還形成波動向外側發射。例如：心電感應、念力、千里眼、預知能力，皆由精素作用所產生。

當然，精素無法看得見，但因此懷疑它的存在是不對的。就像人體和宇宙，也是依賴看不見的某物作用而生存。

至於睡眠中在腦部充電的電氣能量——精素量，所有人大致相同。

此事可由每個人的睡眠量大致相同中而了解，雖然個人的睡眠時間有所差異，但若把睡眠量視為時間及深度的乘積來看，一個熟睡四小時者，與睡八小時者具有同樣的活力。即此原故。

前圖為健康情形良好者的睡眠情形，圖中虛線部分代表著睡眠量。如此看來在睡眠中製造的精素，僅夠人體生存而已，由腦細胞、神經細胞、肌肉細胞所產生維持健康的活力已全部用盡，也就是沒有多餘的份量了。

換句話說，睡眠中在腦部自然充電的精素，雖為人體的活力根源，但由於沒有多餘的力量，因此對體力、健康、頭腦、感覺的功用，僅能維持現狀而已。

這種結果，將造成那些不利的情形呢！

我們不妨想想，在一定收入範圍內要應付所有開銷的家庭，假如要支付高額的房屋貸款，其它的零用錢必然受到影響；如果需要支出兒女的教育費用，娛樂費就得節省；同樣的，想要家庭旅行時，可能得縮減伙食費。

人體能量分配的情形亦是如此，從前一章所提到的三大發達神經看來，可能產生下面不利的情況。

①在生化神經（體力）、感覺神經（感覺）、意識神經（智能）的三大神經中，其中一種發達時，另外兩種必有不良影響。

②任何一種神經都需要最低限度的精素能量，因此即使最發達的神經，也僅

能達到七十％的界限。

從這個事實，自然能了解除非提高精素充電量，否則體力、腦力就無法真正地提高、改善。

那麼，要如何提高精素能量的充電量？

讀者之中，或許有人認為「既然是在睡眠中充電，按理說把睡眠時間加長，就可以增加精素充電的份量。」然而根據經驗，假如把八小時的睡眠增加為十六小時，不但不會增加兩倍的元氣，反而造成頭腦昏沈、神智不清。

為什麼？此乃腦的充電能力有一定限度，即使睡得再久，充電量也無法超過預定的量。唯有提高充電精素的腦性能本身，才是可行之途。

此種成果絕非局部運動即可獲取，像一般體育性運動，正是屬於肌肉的局部運動，故而無法鍛鍊腦力。而市面上所流行的提高記憶力方法，也僅是部分腦作用的訓練，只能說是腦的局部運動。

如欲提高腦的充電力，除非靠屬於全身運動的借力訓練，給予腦部直接刺激，鍛鍊腦力，始能強化充電精素的作用。

2. 感受宇宙及人間緊密的結合

精素能量幫助所有的生物得以生存

至此我們應該體認到，維持自己生存的根源是精素能量，同時由於精素充電量有限定，體力、健康、腦力只能維持現狀；另一方面從整體看來，光訓練體力或腦力，將會產生負面的效果。

由此可知，想要真正強化人體、開發腦力，唯有提高腦部的精素充電量。

或許這句話說的太快，因為有些讀者猶對精素這個名詞感到困惑，所以，我想透過和一個好奇心非常強烈的大學生談話，加深讀者對精素的認識。

「到底精素是什麼東西？」這位大學生詢問著。

「那是指讓所有生命物體生存的能量。」

「那麼，它並不是只對人類發生作用囉？」

「俗語說『一寸之蟲也有五分靈魂』，同樣地，動物、鳥、魚類、植物均靠精素的作用維持生命。」

「連植物也在內嗎？雖然說植物是屬於生物的一種。」

「是的，植物並非單靠土壤吸收養分而生存，因為這不足以說明植物的種子能生存的理由。必然還有一種能量，使植物吸收養分、成長。」

「加此說來，區分生物和無生物就是精素。」

「不錯！假使人類不再製造精素，將會回到泥土之中，此點正和植物相同。因為生物之所以為生物，就是由於精素的能量造成。」

「那麼，精素是由那些組成的？總不會無中生有吧？」

「當然不是。精素是由磁素子的粒子所組成。」

「磁素子？我從來沒聽說過這種粒子啊！」

「精素學裡所謂構成宇宙最小的粒子，就是磁素子。」

「以現代物理學來說，當原子毀壞會分裂成原子核與電子，原子核又分裂為陽子和中子，進一步再分解成Quark（一種假設的基本粒子，具三分之一的電子或三分之二的電核），並且不斷在Quark中發現更小的素粒子，但磁素子是不是更小呢？」

「簡直小的不能比。像最近發現的Quark或neutrins（微中子）等微小的素粒子，若與磁素子相比，仍稱得上是一種巨大的粒子。」

「總之，精素是由宇宙最小的粒子——磁素子所組成的，對嗎？」

「正確地說，是將磁素子充電，使精素予以發電。」

「假使磁素子是最小的粒子，是不是說包括人類在內的物質，就等於磁素子的集合體？」

「雖然並不是真的只有磁素子聚集在一起，但簡單地說，正是如此。問題不在粒子本身，而在於隱藏粒子中的宇宙力量。」

「宇宙力量又是什麼？」

「你可以說它就是製造磁素子且隱藏在其內的生命泉源。這種宇宙力量在粒子之前就存在著，由於它的潛藏力量，使磁素子得以聚集，形成好幾種粒子組合更大的粒子而成長的過程。」

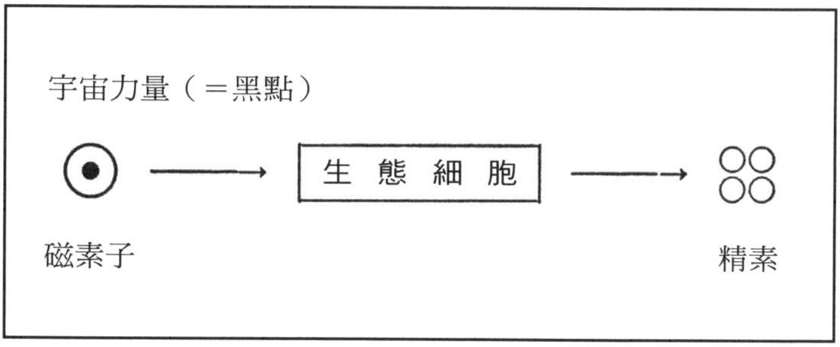

精素是宇宙力量的賜與

「這麼說來，我們的身體也藏有這種宇宙力量囉？」

「不僅如此，人類就是靠宇宙力量而生存，至於粒子，則依照自己成長的法則生存。」

「綜合前面所說的，生物與無生物基本上皆由磁素子所構成，即宇宙力量的集合體。但因為生物具有製造精素的功能，所以能夠維持生命活動。」

「這裡，重要的問題為精素的製造裝置。」

「你是指磁素子充電的電池，以及製造精素的發電廠？」

「是的。包含人類在內的全部生物，皆具有超小型的發電廠，我把它稱之為『生態細胞』。這種『生態細胞』是由宇宙力量中幾種最強而有力的結合在一起，因生物的種類而有不同的組合。」

「就是說由於『生態細胞』的功能，生物才得以自己供給精素能量嗎？」

「對！精素可以說好比是宇宙力量的一種產物。」

借力的真正意義

以上所引用與某位大學生的對話，目的在使讀者自覺到，精素為所有生物的能量來源。

現在，請讀者回憶一下第一章所講「借力的『借』的兩種意思」，那時曾說過「借力的意義為『借用宇宙力量，幫助人體發揮潛伏的奇蹟般力量』」，與大學生的對話一再提到的「宇宙力量」，即人體所借用的「宇宙力量」。

「借用宇宙力量的力」，真正意義是「在生態細胞中，使磁素子充電，精素發電」。所以說，借力可謂借用更多宇宙力量中的力之方法。

如果你認為「宇宙力量這個名詞過於抽象，不容易接受」，不妨暫時把它當做抽象不明的×力。因為借力訓練既不誦唸經文，也不使用任何器具，所依照的僅是被開發五十％而仍存體內的奇蹟力量，以及這種力量來源的精素能量。

雖然這麼說，但迫切盼望早日擁有超越常人的體力與腦力的讀者，或許對上述有關精素的問答深感不滿，而以為「即使了解自己的身體是靠這種能量而活，也不能增加體力或腦力」。

抱持此種看法者為數不少，而且出乎意外地根深蒂固。根據過去的經驗，這裡我要再重複，平時所回答的一段話：「正是如此！但要自覺人體的能量──源，為借力訓練的第一步。」

欲解決交友關係或男女之間的糾紛，或工作上的難題，首先要做的是確定問題所在。因為問題的產生必有原因，如果不能自覺到此種原因，人際關係將益形糾纏不清，工作易失敗。

借力亦是同樣的道理。首先從精素能量的觀點來重估人體，在體力與腦力方面，應自覺只被開發百分之五十程度的原因。「原來，人體是靠精素能量生存，假使增加能量的流動量，必能使體力與腦力飛躍延伸出來」。

一旦有此自覺，即能不再迷惘；「體力與腦力均屬普通」的悲觀想法亦將消失。換句話說，即使僅開發出百分之五十，依舊可以證明精素的功能正常。

3. 力拔山式的借力被確認成立

使成為「萬人的借力」之理論及訓練法

對精素有大致的了解以後，有必要再向各位說明力拔山式的借力。因為本書所介紹的借力訓練法及理論，為我頓悟借力後，「為了萬人的體力增強法，腦力開發法」，而獨自創出力拔山式的借力。

借力為古代道師與修煉者之間代代相傳的秘法，大約兩千年前發祥於中國或韓國。通常道師皆避居山中修煉，遇敵人時，就把所練成果當做妖術來使用，保護自己。他們兼具氣力及超能力，不斷透過自己鍛鍊，武術、道術、戰術中，將他們所創的百日冥想法或百日祈禱的獨特訓練法之成果發揮淋漓盡致。

從前，想練習借力者，必須遠離市囂，隱居山中，進行嚴格的訓練。也因此傳授借力的秘法幾乎絕跡了，只能憑藉口頭傳授。

然而，我在一九四六年至五十年，避居山中三年以上的時間，終於頓悟了借力，並想出創新的借力訓練法，即本書介紹的力拔山式的借力。

最初，我也是沿襲自古流傳下來的訓練法，在韓國忠清北道的俗離山中，不只一次反覆進行百日冥想法或百日祈禱。

這些訓練並不再適合現代人，例如：百日祈禱法是把稻草人埋在山中，於深夜跳過其上面，一邊頌唸古代的將軍名字，企圖喚回他的靈魂。據說成功後，終身可以受到此靈魂力量的保護，或許有人聽了會嗤之以鼻，但事實確是如此。

我一直有兩個願望，一是鍛鍊強韌的肉體，二是透徹人類在內的所有生物和宇宙之間的關係。強化體力可以在訓練過程中獲得，但卻在無法徹悟第二點的情況下，蹉跎了不少歲月。

當我進入第二次的百日冥想法，已耗時兩個月。這種冥想法是持續百日冥想的訓練，因此，當我坐在俗離山深處的岩石上，下定決心即使如何睏倦也不倒下時，我的全身早已疼痛不堪。

那天晚上無風，四週俱寂，我如往常做冥想時，突然聽到奇妙的聲音，彷彿是從岩石上方流下的潺潺水聲，但附近不應出現水流聲。聲音整整持續了三十分鐘，我也一直側耳傾聽著，竟然感受到地球磁力和宇宙磁力交互撞擊的情形。

剎那間，我的腦海浮起「磁素」的字眼，就在此時，我直覺到宇宙及生物均以精素為媒介而結合，由此而頓悟出「借力」的道理。

基於此種觀念，對磁素及精素的研究結果，我認為精素是生命的根源，從宇宙的基本元素——即磁素產生，並且得知借力為強化宇宙的結合，開發人類所有能力的訓練。

古代的借力道師均把它視為秘法而自行使用，但我決定「讓借力在現代中復活，為達成此目的，我要創造萬人皆能了解的理論，任何人隨時隨地均可採用的訓練法」，於是，力拔山式的借力由此產生。

現在，再把精素學的輪廓重述如下。

首先，構成宇宙基本元素的磁素，包括五大磁素，即許力磁素（產生宇宙全部物質的最基本母體）、成力磁素（物質成立的力量）、引力磁素（吸引物質的力量）、推力磁素（排斥的力量）及破力磁素（爆炸力）。

雖然生物與無生物均由五大磁素的作用所造成，但由於生物能使磁素變為精素，所以得以維持生命。

如前面所說，人體的腦部製造精素，沿著神經流至全身，如同汽車雖有汽油，但假若電瓶沒有電，依然無法發動。因此，人體除了營養，還需靠精素能量來維持智能及體力。

了解此種組合後，自能了解開發人類能力的關鍵在於精素的充電量，這也是我為何把精素學列為「萬人的借力」的基礎。

直到一九五〇年三月三日，我離開俗離山之間的體驗中，學會了兩件事。

①假使想要學習借力，不須隱居山中，可以採用力拔山式的訓練法。這是把古代流傳下來的借力精髓加以發揮，從前屬於人類的一部秘法，現在則是萬人的人體開發法。

②若要他人指導，需要一部淺顯的借力理論，精素學即在此種原理下成立。

關於第一點，我在下山前數月，花了不少實驗而創出坐數法、六度法、借力拳法，代替昔日的百日冥想法或百日祈禱。

由於對它的成果，我充滿了自信，所以下山後即周遊世界各國，公開借力表演，證明借力的存在，讓世人知道借力的驚人效果，另一方面努力把訓練法、精素學逐漸趨於完成。

「發電廠」設於中腦

然而在我的精素學中，尚有一個問題未解決，那就是精素究竟在人體腦部的那一部分製造，也就是說人體的「發電廠」位於何處。

假如現在就說出結論，依照我的想法是發電廠設在中腦。或許有些人會認為這是我的直覺，並不可靠；但現代科學也曾暗示過，中腦具有特別的功用。

按下頁圖中所示，人類的腦部分為大腦、小腦、腦幹三大部分，而腦幹又分為間腦、中腦、橋、延髓等四部位。但我們一提到腦，經常會聯想到大腦的精神活動，但是「呼吸或循環等生命的基本作用中樞在腦幹」，為腦部生理學的常識。此點由缺乏大腦的先天性無腦兒，卻能吸奶或排泄的事實中可獲得證實。

據最新的腦部生理學，已知「來自感覺神經的資訊進入中腦，由此傳送至大

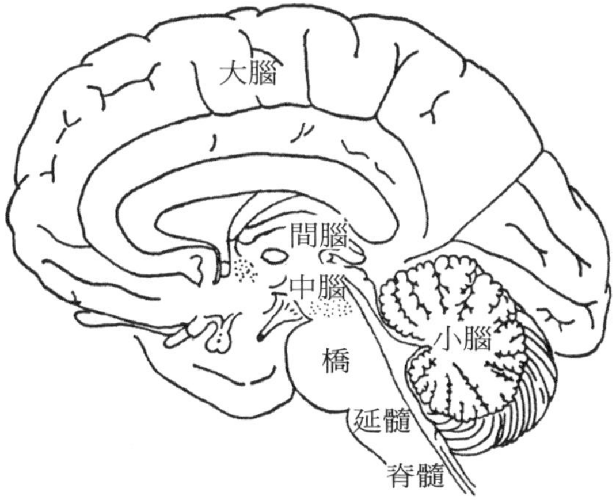

肌肉細胞的中樞在中腦

腦左右意識，故而一旦中腦功用衰弱時，會造成意識不清醒。另一方面，神經由大腦延伸至中腦時，人類即靠此意志力維持覺醒狀態，這即是因覺醒中樞在中腦」。

從以上的敘述，應可體會到生命活動的中樞並非在大腦，而是在腦幹；並且中腦有足以左右大腦作用的中樞。

在醫學的領域裡，亦了解到中腦作用的重要性。例如：一般健康者的中腦，含有黑色素的黑點，當黑點缺乏時，將會引起帕金森症狀，造成四肢的肌肉僵硬或顫抖，即缺乏中腦黑點的神經細胞之故。

此點表示出，中腦為對肌肉細胞極重要的神經中樞。

像這樣，現代醫學或腦部生理學雖然沒有指出，「精素在中腦製造」，但已暗示中腦內隱藏著足以左右大腦及肌肉功用的力量。以精素學來說，就是「構成精素的生態細胞在中腦」。

4. 借力訓練能增強體力

充電力增為兩倍，精素能量增為三倍

本節所討論借力的基礎，其中關鍵在下面兩點。

①由於精素能量，使體力及腦力得以維持現狀。

②假如提高中腦的充電力，能使體力、腦力飛躍伸展。

請先將上述兩點牢記在心，再來看借力訓練帶給人體的效果。

首先是中腦的充電力，經過一年的借力訓練後，任何人均可增為兩倍。至於精素能量最快半年，最慢一年一定能加倍。

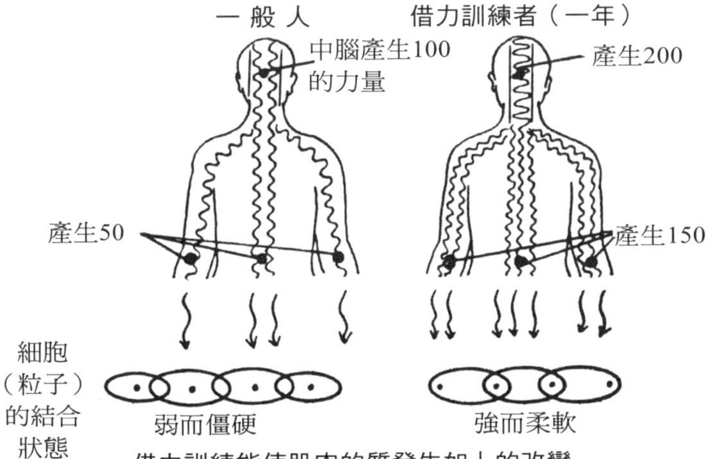

借力訓練能使肌肉的質發生如上的改變

由上圖所見，一般人即使中腦的精素產生百分之百的力量，至身體末端時已減半為五十。這是因為神經未被鍛鍊，使精素能量在中途轉變為熱，無法有效傳送。如果靠借力訓練同時鍛鍊神經，使精素能量順利有效地傳送，提高為兩百的產量，則末端頂多減至一百五十的程度。

換句話說，充電力變為兩倍，事實上有三倍以上的精素能量流遍全身。

到此階段，能確實自覺體力已增強者，儘管工作多辛苦，也不會感到絲毫的疲倦，就像「最近疲勞不再持續到第二天」的效果，不必等到中腦的精素出力增為兩倍，兩、三個月後即可顯現出來。

但是，如果認為此種借力效果，代表體力等於肌肉，就很難了解。

實際上，經過提高中腦的充電力↓精素產量增多↓流遍全身的精素能量，飛快地增加↓「推子」旋轉幅度變廣，構成細胞的粒子結合力加強↓精素容易傳至神經，肌肉像「生橡膠」一般強韌等等過程，使體力確實增強。

所以說，重要的不在肌肉的量，問題在質的變化。

增強基礎的體力

在體力增強的訓練期間，假使沒有具體的數字表示出多少的程度或成果，不妨以下面的實例做概略的基準。這是自衛隊體育學校校長K（年近六十歲），練習借力半年後在體力基礎上所獲致的成果，特別引用過來。

(1) 體重　由八十二公斤減為六十六公斤。

(2) 血壓　原本高血壓一八〇，低血壓一二〇，變成高血壓一四〇，低血壓八十（經過訓練後，低血壓一直保持在八十至七十之間）。

(3) 糖尿　糖份從原來的rlus（＋）2（時而服藥），降至minus（－）（未服藥）。

(4) 耳鳴　雖未完全消除，已自覺減少許多。

(5) 白髮　起初隨處可見，竟變為難以發現的程度。

(6) 疲倦　原本連日皆感疲倦困乏，現已無此現象。

(7) 宿醉　過去飲酒要到翌日中午才恢復精神，如今完全不再有宿醉情況。

(8) 跑步　能輕鬆跑完十公里。

(9) 單槓　本來不擅長，現在能毫不費力做到臀部朝上轉下的車輪程度。

(10) 游泳　原本最多只能以自由式游二十五公尺，而現在游兩百公尺也不覺得累。

(11) 體力檢驗　只有接近六十歲的體力，如今判定具有二十九歲的體力。

上述十一項項目中，耳鳴、白髮、宿醉與體力並無關係，卻能顯示出靠借力增強「體力」的特徵。

不管如何，由於內容具體，已能一目了然基礎體力增高的實證。

前面曾說到，K先生白髮減少的事實，是靠借力增強「體力」的特徵，到底指那些特徵呢？

依據一般的意思，體力主要是指肌肉的力量和精力。假如說「他有體力」，必是指力氣強大，耐得住勞累或從來不感到疲倦。

通常說「有體力者」是兼富肌力與精力，但有些人則為一邊極端強勢，另外一邊就極端薄弱、稀少。

如果靠借力增強「體力」，就不會發生這種不均勻的現象。其決定性的不同，在於靠借力增強「體力」，肌力＋精力＋額外因素。這個「額外的因素」就是均衡的肌力與體力的產生原因，也就是提高中腦充電力，使精素能量有餘力的結果。

對K先生而言，此「額外的因素」為耳鳴減輕、白髮減少。如果他還出現「皮膚變為光澤」或「敏捷性提高」等等項目，亦屬於「額外的因素」。這說明了靠借力增強的「體力」，包含肌力、精力、速度、皮膚張力……等等肉體所具備的全部力量，這才是本來的體力。

從下頁的圖表中，就可以了解為什麼精素能量有餘力時，體力方面即產生額

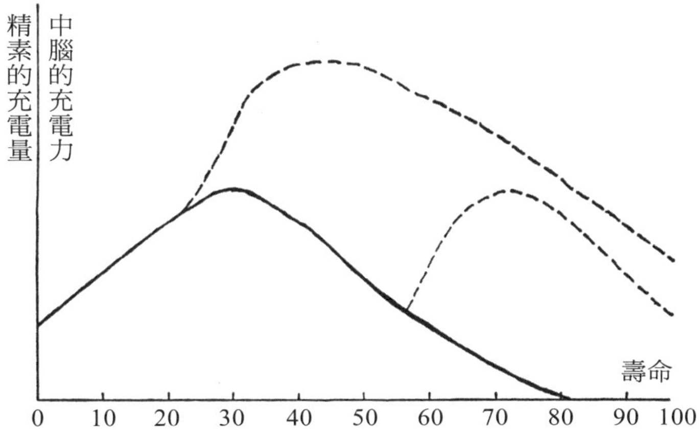

中腦的充電在一生中的變化情形

外的因素結果。此圖表是中腦充電力的一生之間有那些變化的描繪。

以K先生舉例來說，他的體力被判定為只有二十九歲，就是因為精素的充電量增加。由於精素的充電量與體力的年輕度成正比，因此，年近六十歲的K先生身體，卻擁有三十歲蓬勃的體力。

一旦增高的充電力，在借力訓練期間也不容易降低，所以不僅能恢復年輕，並使老化速度減慢，壽命得以延長。反之，精素的充電力衰弱時，體力亦隨著衰退。

所以說，靠借力增強的體力，能使身體變得年輕，人生延長。

5. 引出潛在腦力為借力的真正意義

腦力被加上蓋子的人

中腦充電力提高的結果，不但開發了體力，也自然開發了我們人體中本來具有力量的腦力。

那麼，腦力開發代表什麼意義呢?假使有人問我「是否表示頭腦變好?」我只好回答：「八九不離十。」

簡單地說，腦力開發就是「揭開腦力的蓋子」。下面我就舉出一個實例，來討論腦力的蓋子。

從某國立大學經濟系畢業，現任職某大電機廠的M先生，在公司的表現極為搶眼，所有的人均看好他的未來是燦爛無比。一手把他帶大的母親，也以擁有如此樂觀、工作力強的兒子為榮。豈知M結婚不久，即因婆媳不睦，個性變得判若兩人，在公司的表現也失去往日的光彩，而不再被寄予厚望。

當M與我首次晤面時，即先主動說出上面的情形，又頹喪地自語：「我對一切都厭倦了，現在什麼都不願去想。」

我勸他接受借力訓練，但他總是回答：「我很感激你的好意，但我現在什麼都不想做。」

我知道，他的腦子完全被一層蓋子封住了。

假使讀到上面這一段，你會認為「原來不過是患了神經症，神經症就是加在腦子上面的蓋子，這事根本與我無關」，恐怕太武斷了吧！

不錯，M的神經的確是受到打擊，因此我勸他接受借力訓練，但是，我所以說他的腦子被封住，是由於我認為「此人的大腦功能被『熱』扼殺掉了」，也就是M染患神經症的真正原因。

或許有人以為「是婆媳不睦的原因所造成」，然而相同的情況下，許多人並不像他陷入神經症狀，所以原因不在身外，而在內部的腦子。

使M先生失去往日光彩，懶於思考，對所有的事情缺乏興趣，即是由於充滿他大腦中的「熱」在作祟所致，這也就是封住「腦力」的蓋子。

在腦力加上蓋子的意義，不僅是造成神經症狀，事實上，你與M先生的差別，即在於覆蓋腦力的輕重程度。

「熱」是致命傷

但是，如果你以為加在腦力上的蓋子真正面貌是充滿在大腦中的「熱」，也不一定能了解這個「熱」，搞不好還誤以為是由體溫或感冒引起的「發熱」。

其實我所說的「熱」，是指大腦活動本身所產生的「熱」。當我們在思考、回想、煩惱、渴求、憎恨或發怒時，大腦的精神活動即發生「熱」，使大腦的功用變為遲鈍；好比缺乏體力者，只要稍加運動，立刻感到疲勞。

為什麼大腦活動時會產生「熱」呢?第一個理由，即在於大腦的活動屬於一種電氣的反應。

關於此點，有一項很有趣的實驗。某位腦部外科醫師，曾在一次手術中，把電極敷在患者的大腦部位，給予電氣的刺激，使患者恢復所有的記憶。據說結果患者對兒時的體驗及數年前所聽到的音樂，均一一回想起來。

此實驗目的，在調查大腦那些部位具有何種功能，同時證明大腦的功用是由電氣的反應所引起的。也就是進行思考或追憶某事時，會有電氣流經頭腦，於瞬間發生下列的過程——思考→電子流經腦細胞→電子與電子相碰生「熱」。

而「熱」所以會在腦力上加蓋，是由於——「熱」的發生→電子速度轉慢，流通不暢→思考遲鈍，甚至麻痺——產生與前面相反的過程。如此一來，便有「算了！再想也想不通」的情形。

所以說，頭腦反應變遲鈍是由於產生「熱」的緣故。

如此說來，似乎阻止「熱」的發生，就能揭開加在腦力上面的蓋子。

其實，任何人都應該知道，這只是暫時抑止的方法。就像「讓頭腦冷靜下來」，「頭腦休息一下」，「出外旅遊改變心情」等，均為嘗試降低「熱」，恢復頭部正常功用的一時措施而已。

發生「熱」的真正理由，在於腦細胞的電氣流通滯塞不暢，因此，若要揭開蓋子，除提高腦細胞的性能，讓電氣順利流通，再無其它選擇。

為了達成此目的，唯有靠借力訓練提高精素能量，使腦細胞產生「生橡膠效果」。如前面所述，「生橡膠效果」能擴大構成細胞的粒子所放出推子的旋轉幅度，因為推子本擔任軸承的功用，以免粒子互撞而產生「熱」。

所以，「生橡膠效果」能強化推子的軸承作用，其結果是電子流經腦細胞時，不容易發生「熱」了。

如眾所知，電腦在線路上產生的熱愈少，愈能以高速計算，並提高其性能。人類的腦部亦是如此，產生「生橡膠效果」不僅提高性能，進而使腦部反應大幅加快。

真正的好頭腦

這並非是說在我的道館的學生們，個個都是才子。所謂提高腦性能，是指具備做任何事情的能力，例加：吸收知識或動腦筋做生意，要如何使用已經提高的腦力，悉聽尊便。

但是，話又說回來，以借力訓練使頭腦變好的人，絕不會惡用知識，或以靈活的頭腦暗算別人。因為「惡用」或「暗算」這一類的行為，必然伴隨著「熱」的產生；而精素能量的充電量增高的人，絕不會輕易使「熱」上升，此即為腦性能提高的真正意義，也就是真正的好頭腦。

頭腦好的人雖然不少，但並不代表不容易發生「熱」，腦性能提高，所以即使他們頭腦再好，也不過是一部分的腦部良好而已，甚至知識與知識、慾望與慾望各自為政。像這種好頭腦，價值並不高，本人也不會有幸福感。

通常大腦的精神活動，是在腦的左半邊，即左腦進行。有一陣子流行叫喊的左腦人、右腦人，相信許多讀者也聽說過，但是或許不了解，思考或認識某事皆屬於左腦的作用。

當左腦作用進行時即產生「熱」，而妨礙左腦的功能，我特稱它為左腦力量，但並非是代表左腦的思考功能，相反地是指讓思考力降低的力量。

左腦力量不僅減弱了思考力，也抑制了中腦的充電力。在前面曾把中腦比喻為雷池，是因為其充電裝置易受「熱」的不良影響，結果產生與「生橡膠效果」完全相反的變化，使腦細胞愈來愈生硬。

換句話說，假使左腦力量提高，只有使腦部走向老化一途，唯有提高精素能量，才能降低左腦力量——身為借力訓練者，應把此話當做口號謹記在心。

右腦為什麼休眠

前面敘述過，由借力訓練可揭開腦力上面的蓋子，使頭腦反應轉快。但是，思考力僅是腦力的一部分，人類還應該具有天賦的第六感或超能力，因此，引出平時未呈現的腦力，才是借力的真正價值。

現在，將在道館的講習內容陳述出來，以便讀者了解，借力是如何引出休眠中的腦力。

我：「不以視覺、聽覺、嗅覺、味覺、觸覺等五感來判斷者，即為第六感。A，你是否有過第六感的經驗？」

A：「嗯！並不多……，我似乎沒有這種感覺的能力。今後，希望靠借力好好地開發出這種能力。」

B：「我曾有過一次經驗，那是不久前，我的心中一直感到不安，於是就打

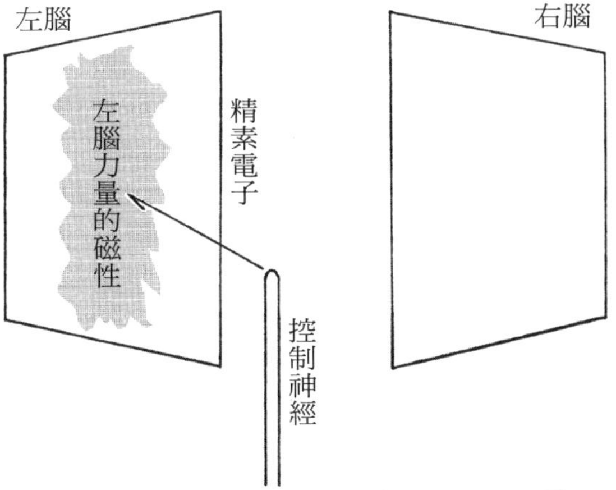

控制神經發出的精素電子會被左腦所吸引

電話給鄉下老家的父母，才知道父親因交通事故住進醫院，幸好只是腿部骨折，因此他們沒有讓我知道，這件事情令我驚愕良久。」

我：「在我們的腦部，的確有超越一般知識的奇異力量在休眠，平時並不輕易表現出來，這是右腦被迫休眠之故。」

A：「為什麼？」

我：「因為左腦力量過高的關係。」

A：「什麼？左腦力量會妨礙到右腦的功能嗎？」

於是，我畫出了上圖。

我：「從控制腦部作用的神經中所放出的精素電子，一流經腦細胞時即產生

『熱』，另一方面這是屬於電氣的反應，因此也會產生『磁性』。由於左腦力量同時具有『熱』和『磁性』，當我們思考時，從控制神經所發射的電子，就好比磁鐵般，被吸至左腦。」

A：「這就是隱藏第六感不可思議之力的右腦，一直在休眠的原因吧？」

C：「那麼，為何有時會出現第六感呢？」

我：「這是因為有某種刺激，使精素能量突然大量流動，左腦力量於瞬間降低，就好像左腦的磁性已經消失，使得電子流向右腦。」

B：「既然這是一瞬間發生的事，是否又會立即恢復原狀？」

我：「是的！只要人活著，就不能停止精神活動，因此，左腦力量始終維持較高的狀態，不僅為人生的大問題在煩惱，連看電視時，左腦依然活躍地發生作用。」

A：「如此說來，像我就是一個左腦力量過高的人。」

我：「雖因個人而有差異，但也是微乎其微。」

C：「你是說我們都是左腦人嗎？」

我：「可以這麼說。」

A：「如果不靠借力來降低左腦力量，我們只好等待著右腦偶爾發生功能，這就等於沒有好好利用頭的另一半，而任意擱置，實在太可惜了！」

冥想法亦為右腦開發法的一種

D：「如果根據剛才的磁鐵比喻，不去思考任何事情，保持頭腦的平靜，是否能使左腦的磁鐵消失，右腦得以發揮作用？」

我：「不錯！但除非整天能從事冥想。」

A：「這恐怕太難了！因為我們必須工作啊！」

我：「對現代忙碌的人而言，確實難以做到，但D所說極為中肯，冥想法就是摒除雜念，降低左腦力量的一種右腦開發法。」

D：「那麼，借力與冥想法有那些地方不同？」

我：「冥想法只能做為開發右腦的訓練，但借力卻能同時開發左腦與右腦，並降低左腦力量，但降低的方法都有不同。」

D：「降低的方法？我不太懂……」

我：「簡單地說，假如左腦力量代表雜念，冥想法就是要排除雜念，但借力卻可以容納雜念，即使它佔領了左腦。因為只要藉精素能量強化腦細胞，使『熱』與『磁性』不易發生，左腦力量自然降低。」

A：「是否就是對症療法與根本療法的差異？」

我：「對！所以想要同時開發左右腦，只需增強精素能量，另一方面又可同時開發體力。」

C：「如此看來，借力好比一支聚寶鎚，要什麼，鎚一下即可。」

我：「我倒寧願說，是人體內潛藏許多不可思議的力量，例如：左腦亦有近乎右腦的功能。右腦完全甦醒前，需要一段長久時間，但只要左腦力量降低，右腦立即比左腦先醒來。」

A：「你是指頭腦反應變快，而產生思考力嗎？」

我：「完全不同。就像你之所以能思考，是因過去的見聞或看書所得變成一種記憶，收藏在左腦；但除了後天的記憶，左腦也收藏遺傳的記憶，隨時會醒來。」

A：「遺傳的記憶是來自祖先嗎？」

我：「不錯。比方被喻為神童的孩子，幼年時期即在音樂、繪畫或數學方面發揮小天才的能力，這種能力與其說是靠後天的記憶，不如說是遺傳的記憶功能。」

C：「是啊！不僅臉形，連頭腦的好壞都會遺傳。」

我：「我曾聽說有人因為突然領悟，而發現好幾代以前的祖先埋藏黃金的地點。我認為這就是遺傳記憶剎那間發生了作用。」

A：「原來如此。那麼，所謂記憶並不僅是日常生活的普通記憶而已囉？」

我：「由於遺傳記憶極接近右腦的作用，因此，我把它稱為存在左腦的右腦感覺。」

B：「但是，我的祖先似乎並沒有埋藏什麼黃金，如果這種感覺突然醒來，對我而言也沒意義啊！」

我：「不過，一個人在一生中所獲得的記憶有限，假使能把祖先遺傳的記憶

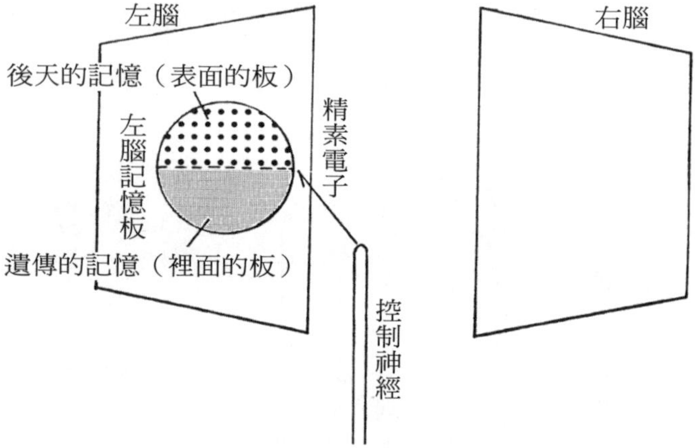

應刺激記憶的倉庫——左腦

加以利用，必使能力倍增。」

D：「為什麼左腦力量高，遺傳記憶就不能發生作用呢？」

這時，我畫出一張簡略圖來說明上述問題的原因。

首先，左腦為記憶的倉庫。在此倉庫中，記憶作用特別強的部分（記憶板），分為表裡二層。裡側是遺傳記憶的倉庫，由於構成粒子極小，普通大小的精素電子無法發生反應。

但是，靠借力訓練提高精素能量的充電量，使左腦力量降低，亦能製造極小的精素電子，像這樣，休眠在左腦中的過去記憶，即為存在左腦的右腦感覺作用。

應使精素電子流至右腦，引出「訊息」

聽到以上的說明，A即先開口問道：「雖然遺傳記憶蠻有趣，但我還是對超能力比較有興趣。像我缺乏感覺的能力，是否可以獲得超能力？」

我：「當然可以！所謂透視或心電感應一類的能力，並非特殊之人才能擁有，右腦一旦開始作用，人人皆可得之。」

C：「或許年齡的關係，超能力對我而言，是荒誕不可信的事。」

我：「你可能是太過分侷限於超能力這個名詞了。」

C：「什麼意思呢？」

我：「也許你把超能力誤以為只有特殊的人才具備這種特殊技能，這實在是一項嚴重的錯誤。比方說，你的右腦會在剎那間，接受到周遭人士發出心電感應的訊號。」

C：「你是說我的右腦嗎？」

我：「是的！右腦能把來自包羅萬象的刺激當做波動般，直接捕捉到。」

A：「所以說，即使閉上眼睛，也能知道隔一道牆的波處，發生了什麼事。」

我：「為了達到此種程度，必須降低左腦力量，使精素電子流向右腦，引出儲藏的訊息。」

C：「如此說來，右腦並非一直在休眠中。」

我：「所謂『休眠的右腦』只是一個比喻，正確地說，應該是『不產生反應的右腦』。就好像隔壁房正有人在努力地工作，卻因彼此沒有音訊的傳遞，而不知在做什麼事。」

C：「彷彿現代人所住的公寓。」

我：「一點也不錯！」

看來C已改變對超能力的認識，而了解到它並非高不可攀的。

那麼，左腦力量需要降至何種程度，右腦才開始發生反應呢？

我們可以這麼說，假如左腦力量降至一百的狀態下，約有七十五％的遺傳記憶會醒來，頻頻發生右腦反應。如果是降至五十對五十，左右腦平衡時，右腦的反應將完全呈現出來。

6. 確信超能力開發的可能性

使念力變為可能的情形

依前面所說，右腦開始反應，自然可獲得超能力。但所謂超能力種類不一，並非全靠右腦發生作用而得。由於發覺此點的A，提出下列的疑問，因此，談話內容牽涉到更廣泛的人類與精素關係。

A：「雖然我已明白右腦的開發，使透視或心電感應的收訊變為可能，但是我覺得心電感應的發訊和念力，似乎與它們略有不同。」

D：「經你這麼一提，好像其中一方是被動，另外一方是主動。」

我：「對！不管心電感應的發訊或念力，均由我方採取主力，把精素視為波動發射出去。前面說過，精素在中腦製造，但精素除了由神經傳至體內流動，也自我成為電波向體外發射。一旦精素充電量提高時，此電波亦變得強而有力。」

A：「這是否為念力一類主動力的真面目呢？」

我：「是的！也就是說人人皆能產生念力，只不過較微弱罷了！」

A：「這就是主動與被動之間的差異吧！因此，只要提高精素充電量，我就可以獲得此種能力了。」

我：「話是不錯，但我仍要強調，人體能力增強的所有關鍵在於精素的充電量。」

在本章第一節整理出的精素作用中，曾說過除了體內的作用，精素在體外同時具有「人類與物質，人類與人類，人類與宇宙之間感覺交流的媒介」的作用。我也經常向學生說明有關精素（波動）的體外作用。

例如這裡的A、B，經常與周圍的萬物進行下列三種眼睛看不見的交流。

①A與B之間的精素交流。

②A(B)與周圍所有物質發出來的磁素之間的交流。

③A(B)和宇宙磁素之間的交流。

①的交流即心電感應的發訊及收訊；②的交流中，如果是由A流向物質，就

屬於念力；反之，如果是由物質流向A，則屬於透視。至於第三種交流是擴大第二種交流，因此當精素充電量增高時，能看見月球的裡側也不足為奇了。

或許說得有點誇大，但我們確實是在眼睛無法看見的精素交流中生存，超能力即可謂比交流的實際感覺，且加以強化。

增高水溫的念力實驗

C：「但是，我們也聽說過與此相差十萬八千里的感覺，因此雖然了解道理，卻不一定能做到。」

我：「其實這比打高爾夫球一桿進洞簡單，因為超能力既不需要技術，也不靠運氣，只不過是以借力訓練自然獲致的一種能力。」

C：「話是這麼說，但似乎還是感到有一點……」

我：「喔！還不太了解嗎？這也難怪，畢竟現在只是用頭腦了解的階段。」

我以為「眼見為憑」，於是把數年前在電視台所進行的念力實驗錄影帶播放出來。讓他們不僅用頭腦了解，並且以眼睛所見實際感受出來。

在攝影棚中已準備好兩個水槽，我站在其中一個水槽前面，另一個水槽前則站了一位觀眾代表，兩人各將雙手接觸流進水槽的水道，以念力增加水的溫度。

擔任的女助手在此之前即先計量水溫，雙方皆為二十二度，然後放水，以念力進行三分鐘，結果，觀眾代表的那個水槽，或許因其雙手的熱度而升了兩度，我這邊的水槽，在助手親眼觀看下，節節上升至四十一度。

看完錄影帶後，A首先叫道：「好厲害啊！比起彎曲湯匙來，實在高明太多了。」

C：「這是一場沒有任何機關、取巧的真功夫表演，我真佩服你。」

我：「老實說，以我現有的力量，要把水溫提高到二十度以上，起碼也要充電三天，但如你們所見，念力是可能做到的。」

B：「如此一來，我感覺超能力是更親切、更接近我身旁了。」

D：「哪天希望也能接受這種挑戰。」

我：「不過各位應注意一點，把冷水加溫或把湯匙弄彎是微不足道之事，重要的是，如果要提高精素充電量到能做這些事的程度，你們的體力及腦力至少要比現在強化好幾層才行。」

A：「也就是說，不必對超能力感到大驚小怪的意思嗎？」

我：「對！通常超能力總是讓人產生一種和普通能力毫無關聯的印象，但由借力教導出來的結果恰好相反，超能力就像『讀書、寫字』一樣，為每個人所具備的一種能力。」

不用言語，彼此也能了解

C：「和『讀書、寫字』一樣？」

我：「我並沒有說謊。假使幾十萬、幾百萬的人每天能挪出一些時間從事借力訓練，超能力必將在日常生活中隨時使用到，到那時，就必然要冠上『超』字了。」

A：「那麼，在前面曾提到的『眼睛看不見的三種精素交流』中，人與人之間的精素交流，是否就變得很重要了？」

我：「沒錯！比方在許多人中，只有一個具有強力的精素能量，那僅能說是讀心術；如果是換成所有的人擁有，即使不用言語交談，彼此也能了解。另一方面言語之中會產生的誤會，在以精素交流使彼此了解的情形下，絕不會有此現象發生。」

B：「這看起來有點難為情，心中所想的事情，完全被人家看穿了。」

我：「你不用擔心這個問題，屆時精素能量變強而有力時，這些屬於左腦的憂慮、煩惱，亦將隨之消失。」

D：「真能如此嗎？」

我：「看來D是不能相信兩個現實的存在吧？」

D：「什麼是兩個現實？」

我：「你應該知道，同時以光學望遠鏡和電波望遠鏡來觀賞外太空，所看見的景象卻完全不同。同樣地，人類具有看得見的生命體，以及看不見的精氣體兩種形態，不能說其中一方是真實的，另一方是虛無的，而是兩者皆為真實的存在。」

D：「原來如此，還有一個眼睛看不到的『我』存在著。」

我：「就好像D的周圍充滿了從腦部至全身發射出來的精素波動，能與在場諸君靠精氣交流，當精素能量增強，愈能實際感受到這股交流。」

D：「真的變成這樣，實在太神奇了。」

不僅D，其它學生和讀者們，也應該在腦子描繪出自己在進行無法看見的精素交流景像，以做為借力訓練的一種鼓勵。

7. 抓住強運及好運

何謂好運、惡運

說「運」是與生俱來的不無道理，因為好運、惡運和遺傳因素大有關係。

比方兩個人的發言內容相同，但感動力量的效果卻有所差異，因此，想要感動別人，並不在文章詞句的意義，而是說話的方式產生的微妙變化。如果我們再把一個照本宣科和一個當做自己的話由內心表達出來的兩位演講者，加以對照一番，自能更加了解。

假如仔細觀察一個人的面貌、表情、聲音，其所顯現出來的差異，根本問題即在於一個人的「韻味」。因此能感動別人，豐富人際關係，就是獲得好運的最大原因。

我們經常會遇到「該不該走」「該走右邊還是左邊」一類的選擇，往往不知不覺間就選擇了命運，因此，把這比喻為命運的岔路，實在說得很妙。而這種選擇，也正表現了一個人的性格或「韻味」。

由於「運」的好壞，大致上是依照與生俱來的遺傳因素程度而決定，因此具有好運者，僅需部分努力即可達成目的，成為人生的成功者可能性亦較高，相反地，具有惡運者，如何努力也難成功。

但是，話又說回來，依靠遺傳因素而有好運的人並不多，運氣常常不好的人也不要就此感到束手無策，事實上，運的流向是可以改變的。

若要改變，就須靠借力來降低左腦力量，抑制雜念或自我意識，把目的或願望輸入腦子。加此一來，即可達成目標，自然決定行動，使好運自動前來，這也是「聽天由命」的真正意義。

如果一個未擁有好運者，把自己命運託付給意志或慾望任其發展，反而會把命運給嚇跑。但是，若將命運交給天，採取超越眼睛所見的利害關係來行動，其結果等於是選擇到目的地的最短距離。

換句話說，你的身體最了解事情該如何進行，而你的意志或利害意識絕非最理想的引航人。

擁有強運者，一開始即了解此點，而完全聽從身體的要求；然而一個具惡運的人，又對身體自然的要求一一反對，因此距離好運愈來愈遠。

導向成功的羅盤——「未素場」

那麼，所謂把願望輸入腦中，是什麼意思呢?接下來我就引用某貿易公司職員的話，來進一步說明。

「假使要做好一個成功的交易，我在採取具體的行動以前，即有成功的預感。因此，明知開始實際行動以後，將有一番苦鬥，卻有信心最後會成功。這並非靠道理得來，而是直覺。

好比對方向的感覺，雖然不知道走那一條才能通往目的，但依舊能確定出方向。就好像遠處有一盞明燈，只要亮光不滅，最後終能到達目的地。」

此人所指的「亮光」，就是輸入腦部的願望。所以，即使運氣不好者，如果把願望輸進以借力降低左腦力量的腦子，不用意識來操作行動，也能自然流到目的地方向，這也是腦力的一種。

另外，先天因素薄弱的人，一旦後天的腦力被開發，也會走向強運。我特別將前者稱為「磁素場」，後者稱「未素場」以示區別。「磁素場」由遺傳因素構成，支配著人類根本的命運，因此對運氣不佳的人，形成了手腳的枷鎖。而借力正能切斷這個束縛，使一個弱運者，也具有方向感而能達成目的，所以說，「未素場」好比導向成功的羅盤。

這裡，要附帶說明，若想造成錢財運的「未素場」，也不必過份強調「要做有錢人，要做有錢人」的念頭。有些宗教家所主張慾念愈強，回報愈大的說法，與借力迥然不同。因為由慾念產生的結果，往往提高左腦力量宜避免之；唯有左腦力量減弱，想「當富翁」的意願，才不會妨礙到錢財運的「未素場」。

一日形成「未素場」的羅盤，將有信心達成目標，並給與努力的方向。由此方向所做的努力，比起過去白費的努力，只需付出幾十分之一，甚至幾百分之一即可成功。

以前，曾有一位學生和我談論這方面的事情。

「過去，我比別人多付出一倍的努力，但是直到現在兒子已進入高中了，卻連一棟小房子都沒有，更糟的是，我的健康受到極大的損害，如今得常跑醫院，彷彿我這一生已經註定是個命運乖舛的人。」

「我知道你所做過的努力，但假如努力的方向不對，再怎麼樣祈求幸福，也不能轉運。也許你過去從未把握住幸運而去努力，如今你應該做的，就是繼續借力訓練，排除消極、退縮的態度，早日恢復健康。一旦產生對幸運或成功的信心，了解到朝那個方向去努力，不久自然能夠轉運。」

我之所以有信心對他說這些話，因為我本身就是靠「借力」，了解到努力的方向。

8. 應恢復和宇宙的聯繫

靠宇宙磁素的功能，來增強力量

讀到這裡，也許有些人已知道借力能像魔術一般，引出人體的各種力量。這也表示所有的種子皆存在人體內，借力就是因辛勤澆水灌溉而萌芽、開花的結果，也就是說增強的體力、開發的腦力、延長的壽命，均是結出來的碩大果實。

借力之所以能獲得前所未聞的效果，是因借力能強化中腦裡從宇宙磁素製造成精素的作用，使人體從根本增加力量。但是，這種名為磁素的宇宙力量，即使不練習借力，也會使人體為了生存而吸收。

在這種意義下，借用宇宙力量並非借力的特權，人類、甚至所有生物，均可借用宇宙力量來製造精素，進行借力。所以說，借力本身即是維持生命的行為。

在宇宙前面，包含人類在內的全體生物一律平等，都是宇宙的兒女，宇宙的一個成員。站在這個觀點下，你已恢復了宇宙的本來關係，而借力訓練的目的，在於非以頭腦了解，而是用身體去感覺。

我所以要這麼說，是因為沒有比恢復和宇宙關係更難的事了。尤其對於現代人而言，更是難上加難。

前幾天，我曾和一位薪餉階級的中年男子交談，有如下的對話。

「你對借力最期待的是什麼效果？」

「是健康。對我們這種薪餉階級來說，健康就是本錢。」

「那麼，你的身體有沒有什麼特別毛病？」

「蓋略算來，已經有五種疾病，這或許是過去不節制所引起的。我希望先接受兩、三個月的訓練，使身體變為舒適、健康，像這樣的時間，該夠了吧？」

「最好的話，應是長期練習，可以在自宅做啊！」

我一面回答，一面不禁想到「到底健康對此人而言，相當於什麼」。或許對他來說，健康的身體只是一項工具罷了，當然，要把借力運用在何處，本不關我的事，但是把好不容易獲得的健康，只拿來當做工具，未免太浪費了；認為「自己的身體，要如何去用，不干他人的事」，也未免過於傲慢了些。

身體經常在尋求和宇宙的聯繫

此話怎麼說呢？因為你的眼睛、頭腦、心靈是朝向社會，但是，身體卻朝向宇宙。當你的頭腦被工作、家庭或金錢佔據時，身體卻經常在尋求和宇宙的聯繫，如果你偶爾關心到健康，也該知道最高的健康法就是恢復和宇宙的聯繫。

當然，我並非叫你忽略或忘記社會，我也是一個俗世中人，充分明白金錢、工作、家庭或公司的重要性。

我想說的是，當你的身心不一致時，絕對無法獲致真正的健康，不僅如此，當你了解到體力、腦力及壽命的一般界限時，你的人生將顯得更貧乏。等到身心變成一堆垃圾時，為時已晚矣！

那麼，要如何恢復身心的一體感？首先，不妨將被各種雜念佔據的心擱置下來，重新評估自己的身體。當你感覺出自己的身體是靠自身以外的某物生存時，就應完全順從身體的要求。

前面說過「身體經常在尋求和宇宙的聯繫」，這是我的實際體驗。當我在俗離山中頓悟借力，我曾聽到全身細胞發出和宇宙聯繫的需求聲音。

從此以後，我一直聽到自己身體在發出要求的聲音，進而了解到在我們人體中的五兆個細胞，每一個細胞均存著幾億幾兆的「神」。

當然，借力中並無「神」的字眼，因為借力不是宗教，所以，我把充滿在一個人裡面的「神」，稱為宇宙力量。

宇宙力量比所有的物質更早成立，在我們現在的宇宙開始前，即已存在的一種速度體，由此所造成的磁素，就是最初的微粒子。宇宙力量中所潛藏的粒子，為了保護自己避免遭受到與粒子之間的衝突而發生「熱」的影響，因此讓「推子」在它周圍旋轉。

宇宙力量具有喜歡聚集的性向，為了想形成大粒子，大集團，由磁素變成星星，由星星變成銀河一類的大集團。

假如光看天空或大海，感覺到「彷彿具有生命一般」的人，就更能感覺宇宙力量了。古代的人在大海、高山中感覺宇宙的存在，在樹木、石頭、蟲類間亦有同樣的感受，這些全是由身體感覺出來的。

假如我們現在想去感覺宇宙的存在，從大廈、汽車或房屋中，不必透過外界即可做到，因為你本身就是一個宇宙。

做為宇宙的人類，才是我們的本來面貌，這種事實直到現在仍是一樣，只是因為你的頭腦妨礙了你去感覺這種事實。

如果一個人缺乏智能，將無法過正常的人類生活；但也由於智能，我們因而失去了本來面目，如今，我們也無法捨棄智能，否則，就形成了相當可笑的本末倒置。在這種情況下，既需要智能，又想找回人類的本來面貌，該要那些智慧及方法呢？答案是──借力。

借力為借用宇宙的力量，幫助隱藏在人體內的體力及腦力，百分之百發揮出來，一舉恢復和宇宙的聯繫。雖然說它可做為單純的健康法，但要知道這只是一百段階梯中最初的一段。因為恢復和宇宙的聯繫，才能得到真正的幸福。

第三章　「奇蹟」的基礎——借力呼吸法

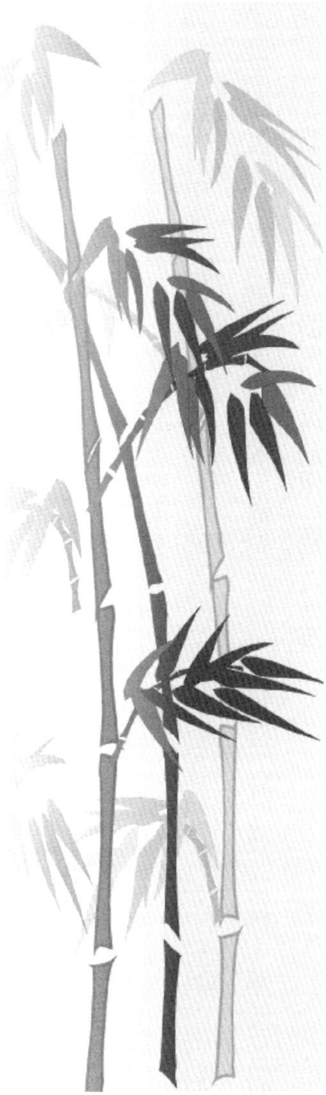

1. 借力呼吸法前應注意的事項

當你聽到借力效果，了解人體的組織，體力與腦力的開發理論之中的任何一項皆是前所未聞，必然使你感到驚訝迷惑，但你卻能有恆心地讀到這裡，因此，首先我要向你致謝。

接下來，我有一個請求，就是把這種恆心再度應用在訓練上，因為借力訓練的重點即在不斷持續下去。

雖然現代是一切講求快速的時代，但相信讀者對於「你的體力在一天內倍增」之類的言詞已感到厭倦。當然，我根本不想賣弄這些甜言蜜語，相反地，我保證你一定能擁有前面所敘述的種種借力效果。

這裡所說的訓練，主要就是指借力呼吸法，這是我從古代借力的體驗中，透過自己身體加以實驗證明而完成的。換句話說，就是借力訓練的精髓，關於它的效果，在我的道館學習的男女老幼學生均可保證。

希望讀者每天能挪出二十分鐘時間進行訓練，以飯前空腹時練習的效果最好。而早晨剛起床時更為適合，因為借力能幫助尚未清醒的頭腦，一下子就變為神清氣爽、精神奕奕的效果。

但是，這並不是說每天把相同的呼吸法反覆進行就好，在借力呼吸法中，有分「差」的階段，本書所介紹的是一差（基本）和二差（應用）。各「差」再分成幾個階段，相當於沿著長長的台階，一階一階地往上爬。

由於各差受到可能範圍內最長的停止呼吸時間的從寬限制，因此，即使想勉強超越或趕上進度，也務必得按部就班來做。其目的並非儘快結束所有階段，而是絲毫不勉強地做完各差的訓練，讓身體習慣訓練的過程。

我可以斷言，無論是形式或內容，絕無其它類似借力呼吸法的鍛鍊法。

借力呼吸法的第一個特徵，是有節拍地停止呼吸；第二個特徵，是坐式、立式、打式（一面站立，一面捶打肚臍）三種型式；第三個特徵，是將吸進的空氣，由胸至腹、由腹至胸做上下移動，不把此力停留在一處；第四個特徵，為坐數法中兼做冥想法配合。

這些均為發揮借力效果不可或缺的要素，最初或許感覺繁瑣，實際上並不困難。隨著每月的練習，將能感覺到根本的健康法變化為體力增強法，並進一步發展到腦力開發法。

2. 一差的呼吸法——基礎的訓練

應熟練坐數法

由此，我們開始進入借力訓練的實際做法。

首先，必須熟練在每次呼吸法之前，務必要做的坐數法。

何謂坐數法？就是坐在椅子上，腦子從一數到一百的訓練。數完一百後，再重新開始數，反覆進行五分鐘。

進行中不可出聲，或是活動嘴巴、舌頭。由於是在腦中計算數目，因此把意識集中才有意義，同時，儘量數快，不過最重要的，還在正確數出數目。

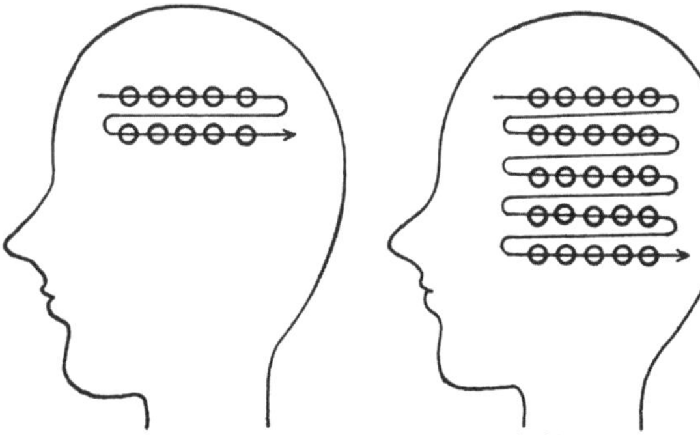

借力訓練的第一步，使頭腦反應變快的坐數法

如果能正確且快速地數出數目，即可提高頭腦的反應速度。

現在，就讓我們來試一次吧！

第一步先輕輕坐在椅上，姿勢端正，眼睛閉上，同時在腦子裡想著一行行的小燈泡，依序點亮的情景，「一、二、三、四、五……十、十一……二十……五十……九十……一百」反覆數五分鐘，看看能到幾百或幾千。

普通一開始為八百至一千的程度，如果比這個數目還少，也不必灰心，多的話也不必驕傲。習慣以後，數到三千易如反掌，即使要到五千也不難。

像這樣，坐數法可以說是頭腦反應速度增快的一種訓練，只要實際去做，專心地數，可以了解它兼有冥想法的訓練。換句話說，坐數法就是五分鐘集中法。因此，在借力訓練中，進行呼吸法前務必要先做坐數法，把兩種配合在一起後，即可由此產生不可限量的相乘效果。

呼吸調節訓練

和坐數法一樣，呼吸調節訓練是呼吸法中不可或缺的基礎，為一種停止呼吸的訓練，也是進入借力呼吸法之前的暖身運動。

為什麼需要做停止呼吸的訓練呢？因為借力呼吸法的一差，即以停止呼吸一分鐘的最低限度為前提。

但是，呼吸調節訓練不僅是停止呼吸的訓練，還將你深呼吸的呼吸量，分成四等分、五等分、六等分，每次閉氣數十秒，使你能輕而易舉地做到一分鐘以上的停止呼吸。

也許有人會認為「停止呼吸一分鐘很簡單」！可是大部分的人可能不知道，目前自己能閉氣多久，下面我們就來做一個測驗。

4	30秒
3	30秒
2	15秒
1	25秒

・四段調節訓練法
（2日間）

5	15秒
4	25秒
3	15秒
2	20秒
1	15秒

・五段調節訓練法
（2日間）

6	10秒
5	5秒
4	20秒
3	15秒
2	15秒
1	10秒

・六段調節訓練法
（3日間）

矯正身體不調和的呼吸調節訓練

先坐在椅子上，放鬆心情，從口中大大地深呼吸兩次，第三次把空氣吸滿於胸、腹間而閉氣，一面測量能忍受的最高時間。

究竟你能閉氣多久呢？通常是一分鐘到一分鐘三十秒左右，也可能有人做不到一分鐘，不過大致說來，大部分的人可以立即開始一差的呼吸法。

但是，先別急！呼吸調節訓練法有一個重要目的，就是矯正身體的不協調，因此，即使已能做到閉氣一分鐘以上者，也希望按照上圖中的訓練法進行數日。

第一步的訓練，是把呼吸量分為四等分的四段調節訓練法。

首先坐在椅上，進行坐數法並計算脈搏跳動次數。接著，以嘴巴做兩次大大的深呼吸，第三次開始吸進四分之一的呼吸量，閉氣二十五秒。以後三次皆吸進四分之一，而閉氣十五秒、三十秒、三十秒。

對於五段調節、六段調節也以相同的要領來做，可能的話，每天進行三次，每次持續五分鐘。

3. 一差的呼吸法I——坐式法

坐式三度法

把呼吸調節訓練確實做好一個星期，而且能停止呼吸一分鐘以上，即可進入一差的呼吸法。一差的第一步為坐式法，包括三度、四度、五度及六度法四個階段，也就是由坐式三度法開始，此即為借力呼吸法最基本的呼吸法。

進行前先做坐數法，集中精神，幫助頭腦清醒。

隨後，依照一二三頁圖採用坐式法的基本姿勢，將上半身來回彎曲，做兩次

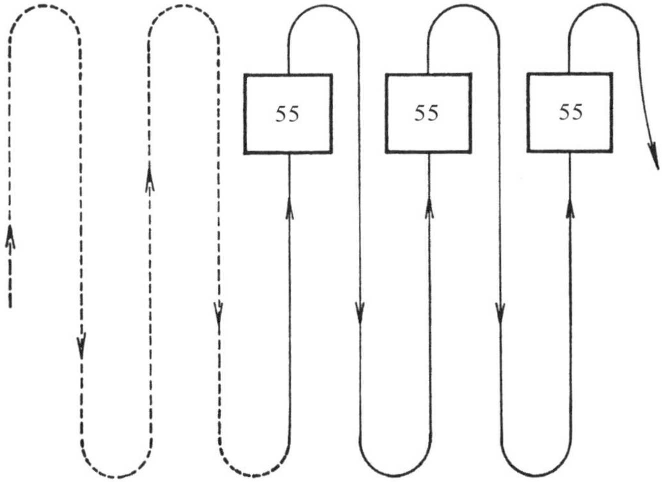

坐式三度法（最基本的借力呼吸法）

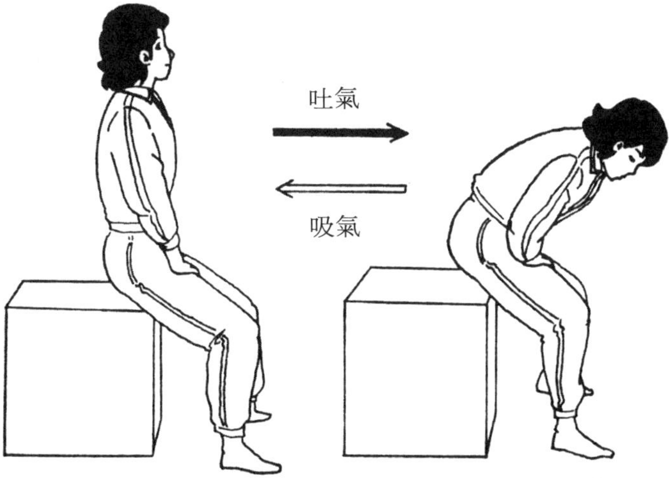

坐式法的基本姿勢

深呼吸。第三次將氣吸滿於胸、腹部位，閉氣五十五秒後吐氣，吐氣時應先吸口氣方才大口吐氣。

將此深呼吸與停上呼吸五十五秒來回進行三次，要注意深呼吸時，勿在兩、三秒間即匆匆做完，最少應花費十秒使呼吸既深且長。

做完第一次後，隔一分鐘計量脈搏，並記錄下來。通常此時的脈搏跳動次數會比坐數法後來得低，等到熟練習慣後，將比平時更低。

如此反覆進行第二次、第三次的三度法時，將可加速借力效果的顯現。

坐式三度法的調節

結束坐式三度法以後，繼續進行調節法。如一二五頁圖中所示，雖然呼吸量分為七等分，卻只使用四階段的呼吸法，但最初練習時，最好把氣分成七階段。

具體的做法該如何呢?和三度法相同，先將上身來回彎曲，大大地深呼吸兩次，第三次把氣吸滿，即閉氣四十秒，隨後吸口氣再把氣全部吐出。

接著，吸入一半的呼吸量，（此呼吸量只能憑直覺，但在每天練習後，逐漸

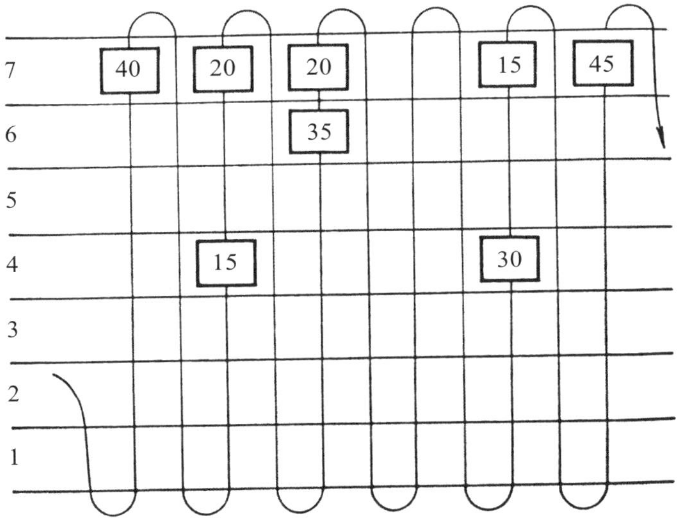

坐式三度法的調節

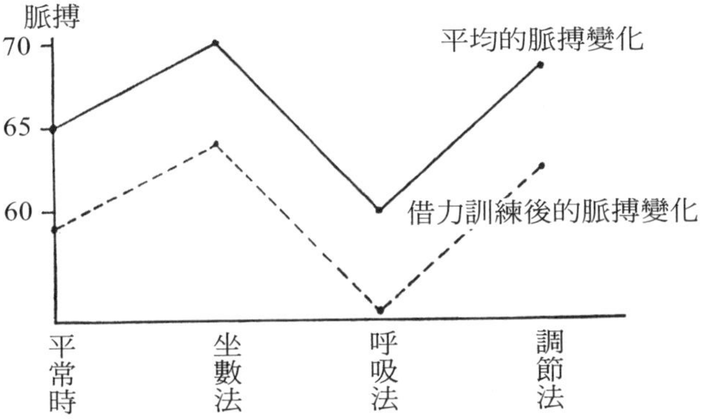

借力訓練使脈搏發生如上的變化

可正確判斷出來，因此不必擔心。）閉氣十五秒；把氣吸滿胸部，閉氣二十秒，吸口氣始吐出全部的氣。再吸入七分之六，閉氣三十五秒；把氣吸滿胸中，閉氣二十秒後全部吐出。

進行到此，將上半身來回彎曲，做一次深呼吸。然後吸入一半的呼吸量，閉氣三十秒；吸滿氣，停止呼吸十五秒，如前面方法吐氣。最後，一口氣吸滿胸部，閉氣四十五秒，吸口氣再吐氣。

以上的五分鐘坐數法、坐式三度法兩次、調節法一次總稱一套，希望每天做一次，持續一個禮拜。

如果想知道借力效果呈現的具體情形，可以計算脈搏為依據，因為借力訓練能一面降低脈搏跳動次數，一面強化體力及腦力。

坐式四度法及其調節法

前面說過，希望把坐式三度法持續一個禮拜，但訓練的必要期間因個人狀況而有差異。如果延長至兩個禮拜也無妨，但若想在兩、三天內即草率結束，不僅

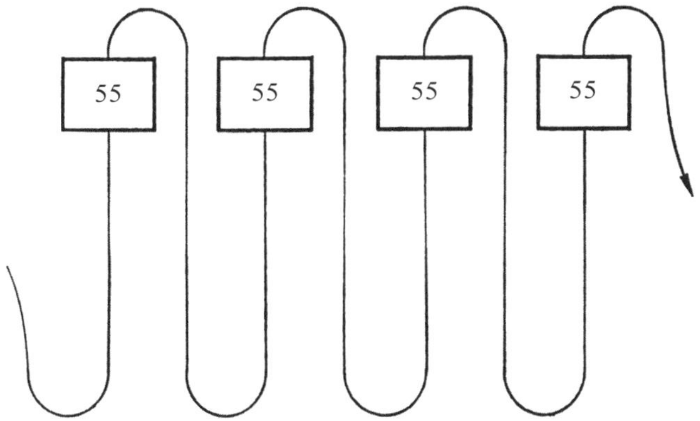

坐式四度法

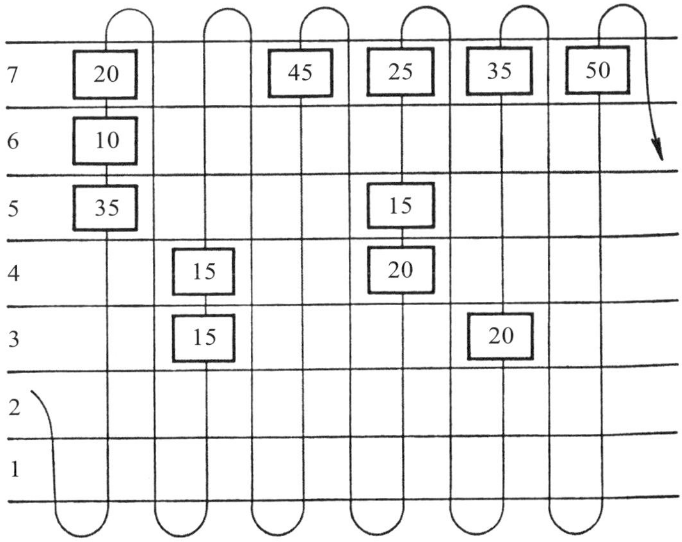

坐式四度法的調節

沒有意義，說不定還造成日後訓練發生停滯不進的後果。因此，務必以自然輕鬆的態度，一段一段慢慢向更高的階段邁進。

坐式四度法與三度法的要領相同，只是把停止呼吸五十五秒的次數變為四次。

當然，進行前必須先做坐數法，至於脈搏的測定則不需要每天做。假如你是一位忙碌的生意人，不妨養成早餐前訓練的習慣，每週計脈一次即可，依舊能了解效果呈現的情形。

關於坐式四度法的調節要領也和三度法的說明一樣，並可參照一二七頁下圖，要注意一點，這裡分成七等分的呼吸量，實際只用到上面的五階段。因此，四度法的調節將比前次為苦，進行中感覺實在非常難受時，可把吸進的空氣由胸至腹、由腹至胸急促地上下移動片刻。如此一來，不但能使停止呼吸變得輕鬆，並能使內臟柔軟，血液循環順暢。

同樣地，坐式四度法也確實進行一週。

坐式五度法及其調節法

熟練四度法以後，即進入五度法。

假如你是依照我所說的訓練期間來做，或許進行到此階段，會引起身體不協調的變化，因為開始借力訓練一、兩個禮拜後，有時身體會產生發熱或感冒的症狀。但也不必擔心此種狀態，這是體內已產生借力效果的證明。

坐式五度法是把停止呼吸五十五秒增為五次的呼吸法，要領與前面相同，先以坐數法平靜頭腦才開始進行。閉氣期間，照例要注意空氣由胸至腹、由腹至胸的上下移動，避免力量集中於一處。反覆做兩次五度法後，則進行調節法。

坐式五度法的調節與過去做法不盡相同，從一三〇頁的圖裡，我們可以看到左邊第二行與第三行之間的直角圖形，這表示閉氣十五秒後，不像過去要先吸口氣，而是直接吐氣一半，再立即吸氣。同時，呼吸時嘴巴應縮小，一面發出「噓！噓」聲，緩慢進行。

從五度法的調節開始，呼吸將變得更為困難，因此訓練時，務必給予充分的

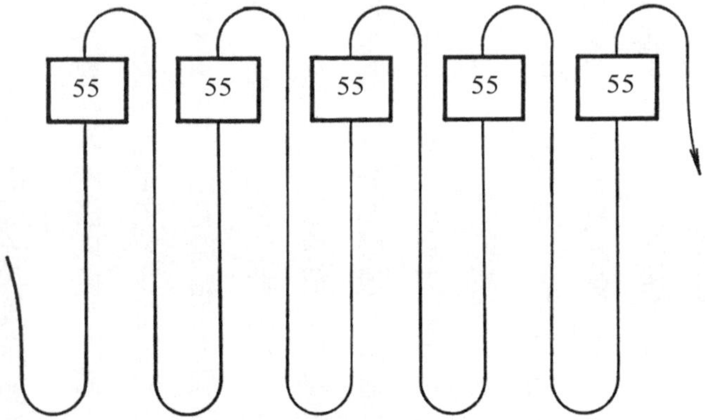

坐式五度法

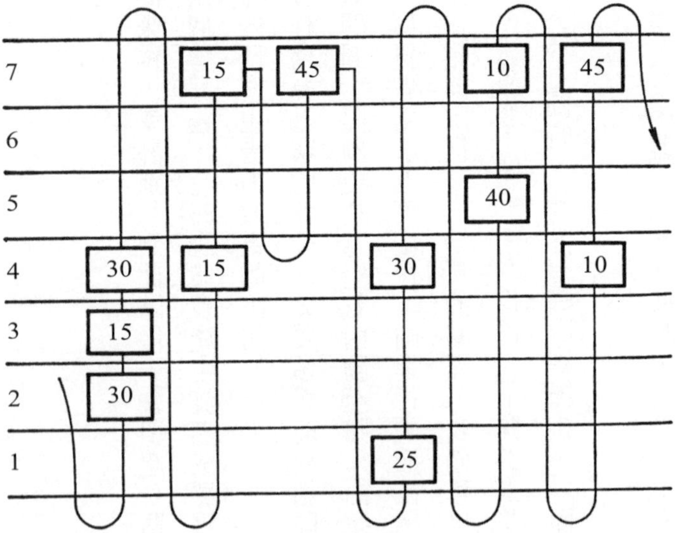

坐式五度法的調節

天數。

坐式六度法及其調節法

做完五度法的調節後，將進入最後一度的坐式法，即六度法。

六度法是把五十五秒的停止呼吸，連續做六次，可說相當吃力，再加上閉氣時不斷進行空氣的上下運動，倍增困難；但如果踏實做好在此之前的每個階段，將覺得困難不大。

為了明瞭這些訓練的差別，不妨在閱讀本書之際，即先嘗試練習坐式六度法，並於日後正式訓練時加以比較。

從一三二頁圖中亦可窺見，坐式六度法的調節相當吃力，需要充分使用分成七等分的呼吸量之各個階段，且在一開始即閉氣四十秒，或只吸入二分之一，連續兩次閉氣四十秒，最後則停止呼吸一分鐘。

由於六度法的調節頗為吃力，因此有必要做兩次，同時把吸進的空氣，不斷上下運動。

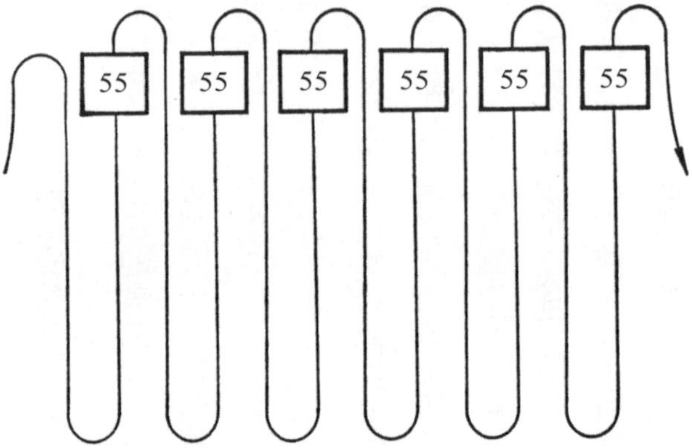

坐式六度法

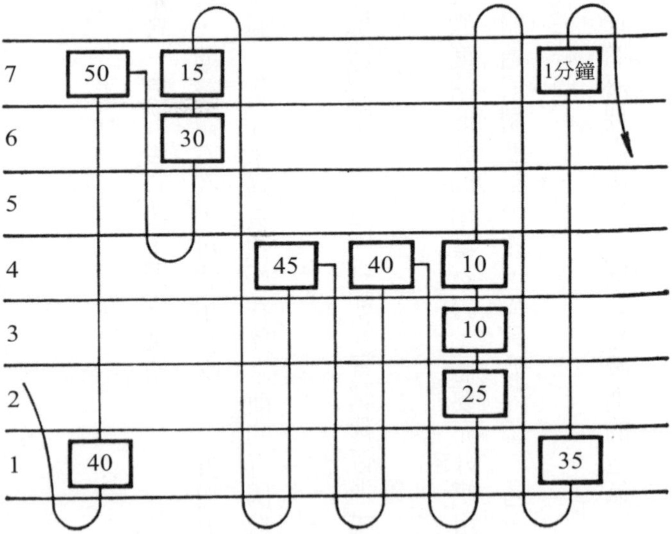

坐式六度法的調節

除此之外，尤須注意到，當喉嚨發出「ㄎㄧ」或「ㄎㄨ」的聲音，表示鼻子漏氣的訊號，對於訓練的效果會大打折扣，因此要多加留心。

進行到此已結束了坐式法的訓練，若以三度法到六度法均做一個星期來看，總計全部大約要花上一個月，如果基礎愈紮實，相對地，所得成果愈豐富。

4. 一差的呼吸法Ⅱ——立式法

立式的呼吸法及其調節

假如說坐式法是借力呼吸法的基本，那麼，下面要進行的立式法就是首次的應用。

立式法與坐式法相同，分成三度法至六度法，其深呼吸與五十五秒的停止呼吸和坐式法亦同，差別在於以站立姿勢進行。

但是，如圖所示，其調節法與坐式有不同之處，至於立式法的訓練如下：

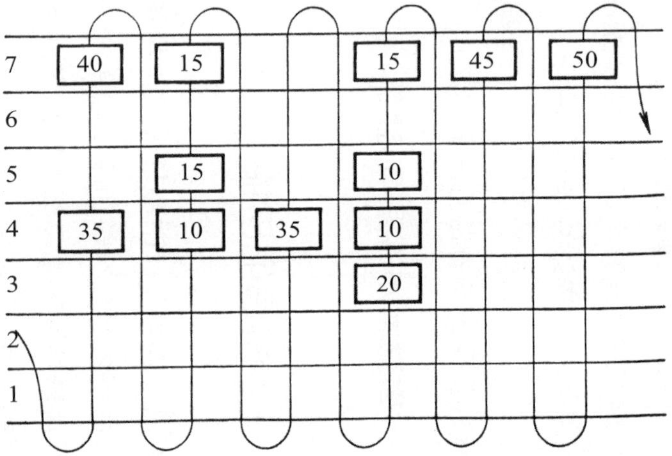

立式三度法的調節

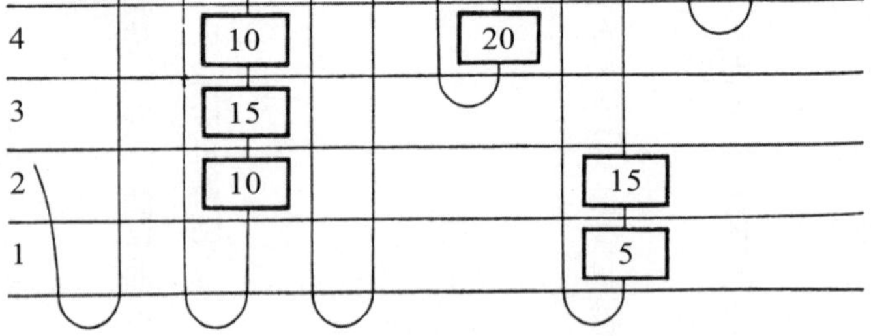

立式四度法的調節

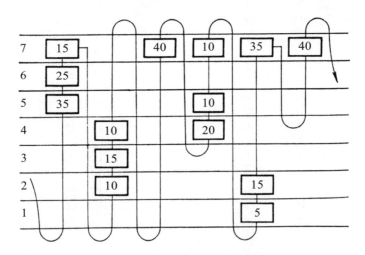

①坐在椅上進行五分鐘的坐數法↓計量脈搏次數。
②把腳輕輕分開站立，和坐式法同樣地把三度法（至六度法）做兩次↓坐著計量脈搏跳動次數。
③依照圖中以立式將調節法做一次↓坐著計脈。
進行中特別要注意的是深呼吸的方式，因為站著做大大的深呼吸，容易使腦神經麻痺，因此在停止呼吸時加入的深呼吸，應力求緩慢。

依自己的情況加以變化訓練的計畫

通常立式法的三度法至六度法，各需一週的時間，也就是前後大約花費一個月的時間。如果我在身旁指導，則可依據個人狀況，而將一個月的訓練期縮短為半個月，或增加為兩個月。
但是，對於靠本書自習的讀者，卻不能如此做，所以，我把訓練計畫以一般性注意事項來說明。
首先依照本書所記載的標準期間，由自己來擬訂計畫。例如：一差的呼吸法

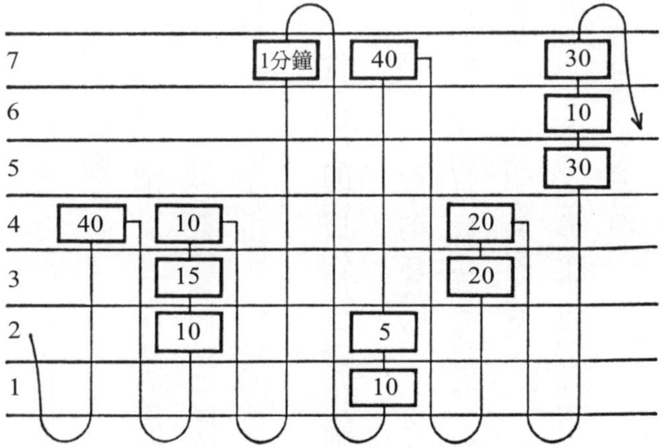

立式五度法的調節

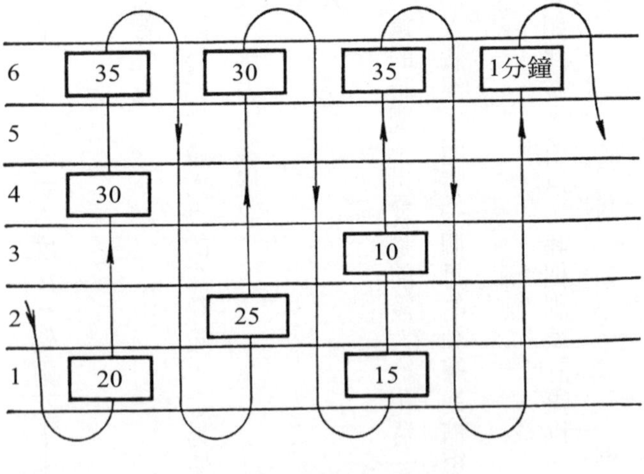

立式六度法的調節

有下面三點注意事項——①三度法至六度法各做一個星期；②坐式、立式、打式各做一個月；③合計一個月。

依據自己的情況加以變化，比方說：坐式法能在七天輕鬆完成一個階段時，可把立式法的前半段縮減為五天，後半段變為十天；若是感覺吃力的情況下，就應把前半段延長為十天，後半段延長為十四天。

總之，若是缺乏計畫，將影響效果的顯現，而墨守標準的計畫時，則訓練必是單調乏味，所以說，應時時考慮自己身體的狀態，將計畫做彈性的變化。

5. 一差的呼吸法Ⅲ——打式法

將立式法更加發展的呼吸法

一差的最後階段為打式法，可謂把立式法更加發展的呼吸法。究竟如何發展呢?也就是在停止呼吸時，需要有節拍地敲打肚臍。

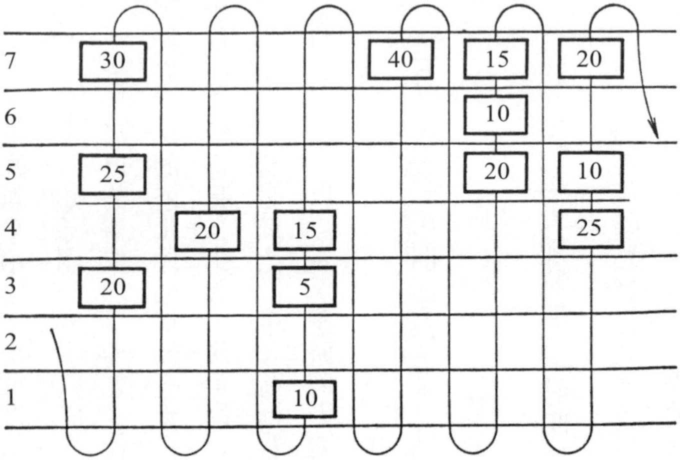

打式三度法的調節

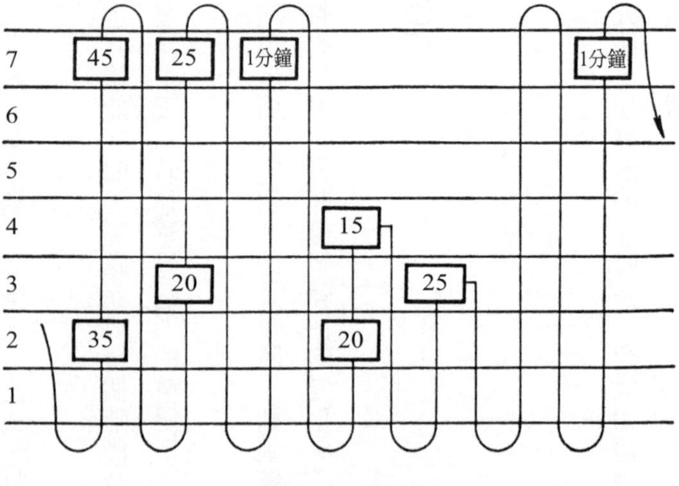

打式四度法的調節

打式法也是從三度法開始到六度法，其特點在於閉氣五十五秒時，以左右邊的拳頭敲打自己的肚臍。進行調節法時，也是依照圖中指示的閉氣時間，有節拍地敲打肚臍。

敲打時，輕捏拳頭，以小指側來打，輕重的程度要適中，同時也不需過於快速地連續敲打。最好保持兩秒的間隔，略微用力而確實地敲打。

實際進行時，會發覺空氣的上下運動較容易做，另一方面，身體為了避免漏氣，將更加集中神經，而產生新的刺激，引起新的神經運動。

由此看來，打式法不僅能鍛鍊腦神經與全身神經，同時又能促進心臟功能和血液循環。需記住的是，要從坐式法、立式法一段段爬上來，方能收到效果。

由於打式法為如此重要的呼吸法，因此有必要將調節法做兩次。也就是說，在一差的呼吸法中，坐式六度法、打式法及調節法均要做兩次。

養成氣力的訓練

至於打式法為什麼不打頭或胸，卻只打肚臍的理由，是因為人體力量的集結

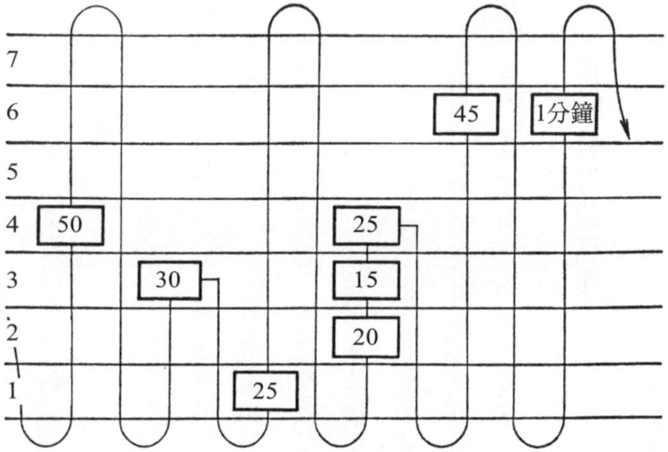

打式五度法的調節

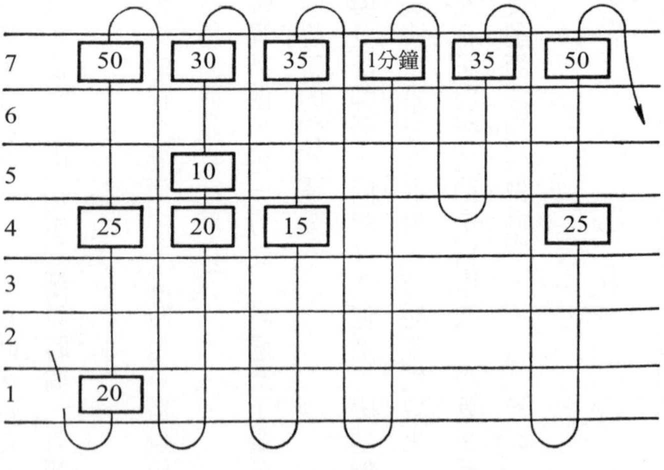

打式六度法的調節

點是在肚臍。

對人類而言，肚臍是誕生前重要的部位。在母親的胎內，即需透過肚子來傳送營養，同時人體的力量亦集中在肚臍的周圍，因此雖說肚臍幾乎沒有器官，卻依然是重要部位，而且肚臍也是肉體與精神之力的接點。

所以說，捶打肚臍等於培養氣力，而打式法除了是強化體力及腦力的訓練過程之一，同時亦為養成氣力的方法。欲充實氣力的讀者，也勿操之過急，應在打式法上面多下功夫。

6. 二差一度三部的呼吸法

使體力與腦力突飛猛進的二差呼吸法

二差的呼吸法是把經由一差改善的體力與腦力，大步地向前飛躍的訓練。當一差的階段結束後，你的體內將充滿了活力，此後應將借力效果變成自己擁有的真正鍛鍊。

一差分為坐式、立式、打式法三種，而每一種又包括三度法至六度法，因此全部是十二個階段。至於二差則是由二差一度三部（A、B、C、D）、二差二度一部（A、B、C）、二差三度（A、B）等九個階段所構成，只用立式及打式來進行呼吸法。

其每一個階段的訓練期間，為立式、打式各十五日，合計一個月，也就是說二差全體概略的基準時間為九個月。

換句話說，一差與二差剛好是為期一年的訓練計畫，不管你認為它是長或短，都不可急著把訓練計畫「狼吞虎嚥地消化」，最好是將它當做早餐前的輕度運動，納入日常生活中。

二差一度三部(A)

二差的第一個階段是二差一度三部(A)。如一四三頁圖所示，其呼吸量分為七等分，以立式進行，把雙腳分開為二十度的距離，身體保持輕鬆自然。

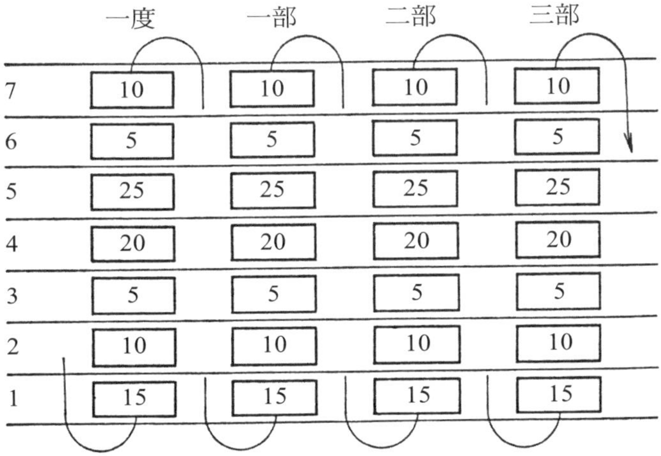

二差一度三部（A）

照例先做兩次深呼吸，第三次才正式進行。此時最好把上身大大地向前彎曲來吐氣，回復直立時則吸氣。

由於二差的停止呼吸方式，為每次吸進七分之一的呼吸量而依序閉氣，與一差完全不同，剛開始做時可能會感到十分吃力。

遇到這種情形，不宜勉強一口氣做完一度三部（上圖的左端到右端）。

最好的方法是，先將一度一部（左邊的兩行）反覆多次練習，直到得心應手後始進入一度二部，再以同樣的方式進入三部。

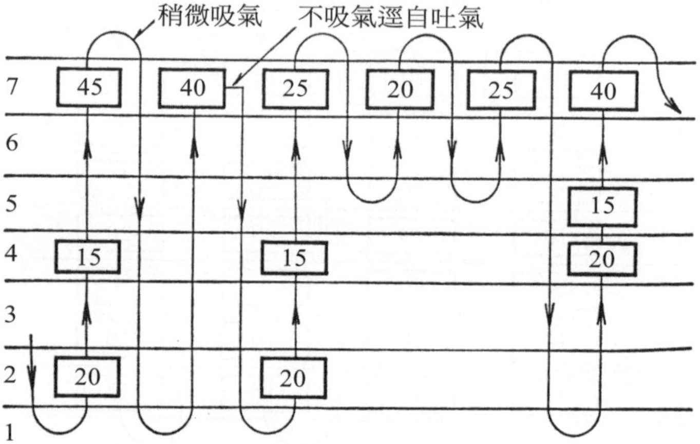

二差一度三部（A）的調節法

二差一度三部(A)的調節法

將一度三部完全熟練後，即像一差一樣，開始進行調節法。

此調節法分為七階段，依照圖中指示，並不把氣全部吐出，而是在吐出七分之二即止住，恢復呼吸再吐氣。在停止呼吸時，同樣要做由胸至腹、由腹至胸的空氣上下運動。

進行時，對於吸進七段而閉氣後，先吸口氣或直接吐氣的動作，應特別留意。

歸納二差最初的呼吸法訓練後，應如下面所述。

①五分鐘坐數法。

②以立式進行二差一度三部(A)。

③二差一度三部(A)的調節法。

也就是先以立式法做半個月，再以打式法加上捶打肚臍的動作進行半個月。和一差不同的是，二差的立式、打式之呼吸法一樣，但打式法不做空氣的上下運動。

自覺體質已有變化

二差終了時，按理來說你的脈搏平常跳動次數應該已經降低許多，比方在借力呼吸法之前，脈搏數為七十五的話，當一差結束時可降為七十，等到二差結束時，應變成六十左右。

如前所述，這表示你的體質因呼吸法的訓練而逐漸改變。在第二章也曾說過，借力效果的呈現是因精素的充電量提高，雖無法用眼睛辨認出來，但可由體質的變化而間接得知。

舉個例子來說，一差結束時，一個老菸槍自然會和香菸絕緣，並非特別努力戒菸的結果，而是身體不再需求。對於常感覺疲倦的中老年人，亦將覺得年輕了二十歲，非常舒服。

等到二差結束時，身體的贅肉已消除，體重獲得減輕，即使提著重物走路，也不覺得疲倦。當一天的繁忙工作完畢後，卻仍感覺尚有多餘的精力。

加此一來，由身體老化所引起的各種成人病，亦將隨著消聲匿跡，同時，記憶力、臨事的判斷力、自信心都將增加，使你的生活為之一變。

二差一度三部(B)及其調節法

如一四七頁圖中所示，此呼吸法是將相同的停止呼吸方式反覆做四次，而且與(A)不同，(B)的呼吸量分為六階段。這種從各個角度加以變化的情形，就是借力呼吸法的特徵之一。

能夠愉快地做完(A)後，進入(B)階段即可一口氣做完一度三部。只不過在吸進一點氣，即依序閉氣時，仍會感到吃力，所以在第六階段閉氣結束時，應將氣吸滿胸部，再緩緩吐氣，養成緩急的節拍習慣。

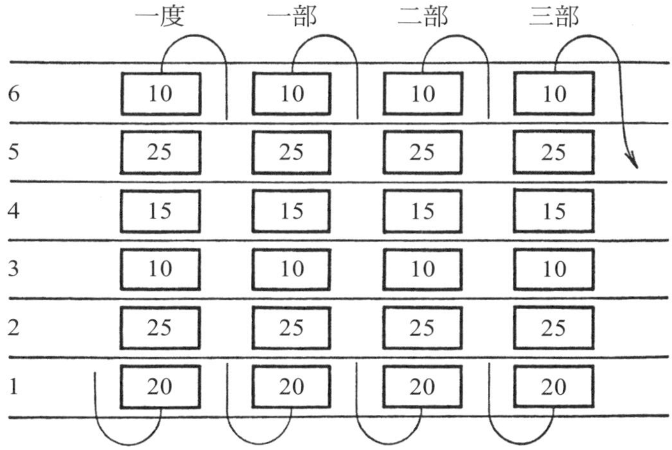

二差一度三部（B）

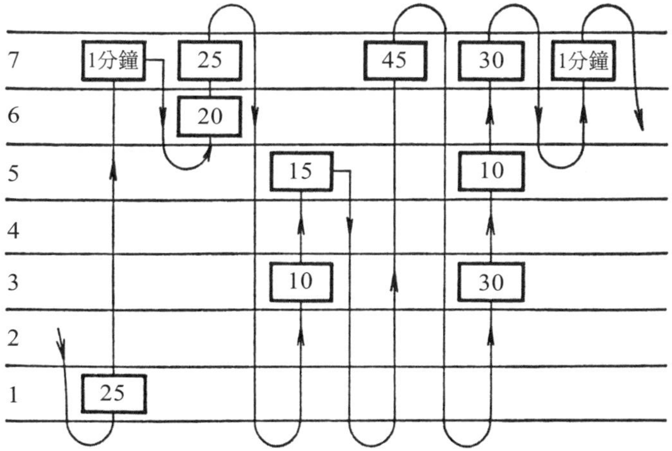

二差一度三部（B）的調節法

至於調節法的做法，我們可從圖中看到，一開始就出現了停止呼吸一分鐘，變化非常急遽。尤其以打式進行時，鼻子極容易漏氣，造成呼吸停止的負擔增加，使得呼吸法愈形困難。

因此，當你感覺很吃力時，應立即察看是否漏氣，可用脫脂棉或沾濕的紙塞進鼻子進行呼吸法。如果進行不順利，即表示有漏氣現象應再多加訓練。

(B)的訓練為立式、打式各半個月，可以說時間上較長。這是因為能夠完全做完成套的一度三部及其調節法者，並不多見，因此，還是依照前述方法，循序漸進為佳。

二差一度三部(C)及其調節法

現在，我們要進入(C)及其調節法。

與(A)、(B)同樣，(C)也是把相同的呼吸法持續四次，但呼吸量分成五等分。也就是「一息」由七分之一的(A)↓六分之一的(B)↓五分之一的(C)徐徐加長，隨著愈長的停上呼吸彼此接近，訓練也顯得愈來愈困難。

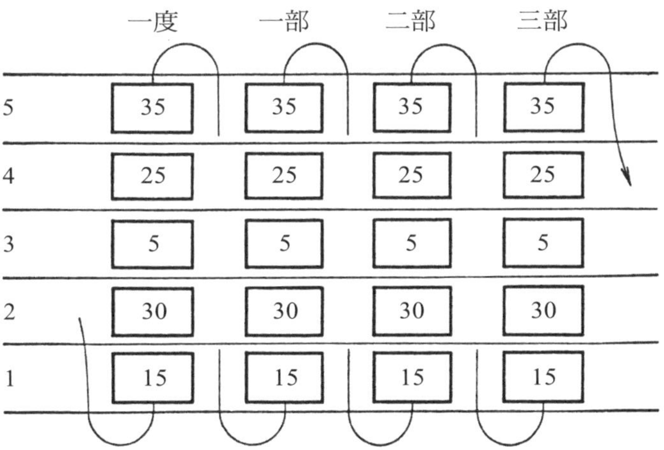

二差一度三部（C）

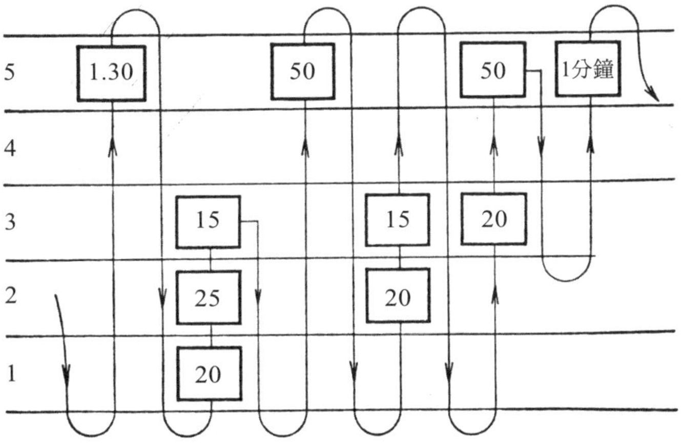

二差一度三部（C）的調節法

進行(C)的步驟，首先以立式做兩次大大的深呼吸，第三次正式開始。每次一息皆吸進五分之一，依次閉氣十五秒、三十秒、五秒、二十五秒、三十五秒，最後盡量把氣吸滿，才緩緩吐氣回到原狀。

依上面所說，試著從一四九頁圖中最左方開始做，看看能做到第幾行，如果實在受不了，就吸進二息的份量，於最後閉氣三十五秒時吐出。這需要養成憑直覺將自己呼吸量分成五等分的習慣。

當你把一度三部(C)完全做好時，即與它的調節法合成一套來練習。

從圖中可以明顯看到，(C)的調節法最初就做一分三十秒的停上呼吸，而且事先不做深呼吸，反而先把氣全部吐出，再一口氣吸入而閉氣。

(C)的訓練也是以立式、打式各做半個月，如果在熟練前曾花費許多天數時，請勿立即進入下一個階段，應暫時繼續練習(C)。

二差一度三部(D)及其調節法

此階段為一度三部最後的呼吸法。

(D)的呼吸量分為四等分，也就是每次吸入的份量比(C)多，其呼吸停止時間由二十五秒、三十秒、三十五秒構成。由於它是更長的連續閉氣，所以是二差呼吸法中難度最高者，也因此需更多的時間方能熟練，應以不慌不忙的態度循序漸進。

一開始先試著一口氣做完一度三部，以便了解自己能做到什麼程度，如果無法一次完成，不必再重複練習，那麼，此時該如何做呢？

首先，照例以立式將上身前彎做兩次深呼吸，第三次開始吸進四分之一，依序閉氣二十五秒、三十秒、二十五秒、三十五秒，再吸口氣全部吐出，隨後深呼吸重新進行。

換句話說，進行中夾入深呼吸，使自巳習慣於長時間的閉氣，而把夾入深呼吸的部分，依一五二頁圖中由左邊第一行向第二行、第三行逐漸移動，由此方式進入調節法到不必夾入深呼吸的熟練程度。

(D)的調節法中，首次出現了兩分鐘的停止呼吸，假如能輕鬆做完一度三部，對此將不致感到太大的困難。最好將一度三部(D)與調節法各做兩次，但不必過於

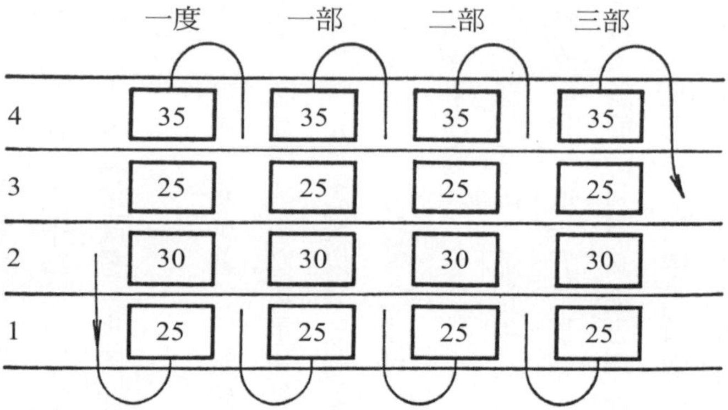

二差一度三部（D）

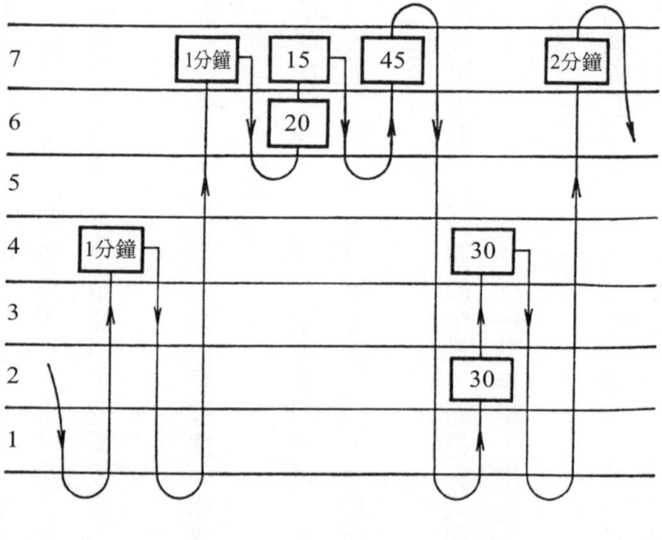

二差一度三部（D）的調節法

拘泥標準的訓練時間，應充分訓練至得心應手為止。

7. 二差二度一部的呼吸法

二差二度一部(A)及其調節法

當一度三部的呼吸法終了之際，即進入二差下一個階段，也就是二度一部，由(A)開始。

和前面的一度三部(D)此起來，這一部分顯得簡單。所以說，借力呼吸法並非愈來愈難，其重要處在於使呼吸法富於變化。

這個變化是指那些呢？

在一度三部中，是把一度的呼吸法反覆四次，但由一五四頁圖中所示，二度一部是一度加上二度做兩次的呼吸法。進行呼吸法時，亦從立式開始，先做兩次深呼吸，由第三次正式進行。

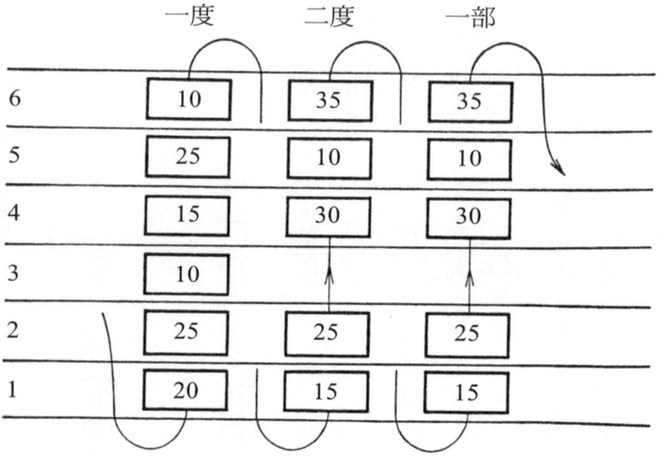

二差二度一部（A）

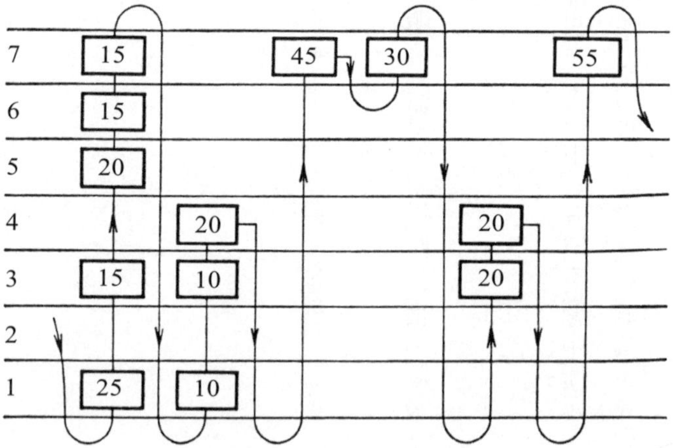

二差二度一部（A）的調節法

至於其調節法，是把呼吸量分為七等分，要領與前面相同。要注意的是，圖中由左邊算起的第二行、第三行、第五行，不需吸氣而直接吐氣的部分。

做完坐數法、調節法一分鐘後計量脈搏，並記錄下來；以立式練習的半個月期間，也應檢查是否有漏氣現象，才進入打式。

二差二度一部(B)及其調節法

以一個月時間做完二度一部(A)後，就要進入呼吸量分為五等分的(B)。

假如過去確實做好每個階段的訓練者，此時已可做到停止呼吸三分鐘，甚至延長至五分鐘。也因此雖然(B)比(A)困難，但按部就班練習時，實際上會覺得輕鬆愉快。

如一五六頁圖，其調節法出現了三次停止呼吸一分鐘，這些地方應使空氣的上下運動幅度更大，以紓解緊張的神經。

與(A)一樣，(B)的訓練次數也是將二度一部進行兩次，調節法做一次。假如這一部分做得很輕鬆，不妨把原本一個月的標準訓練期間縮短。

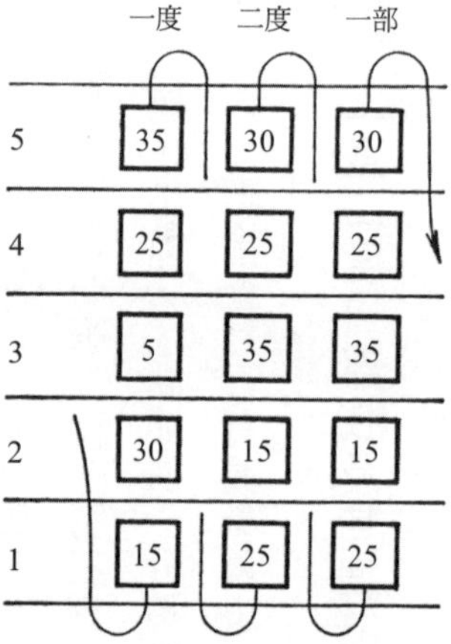

二差二度一部（B）

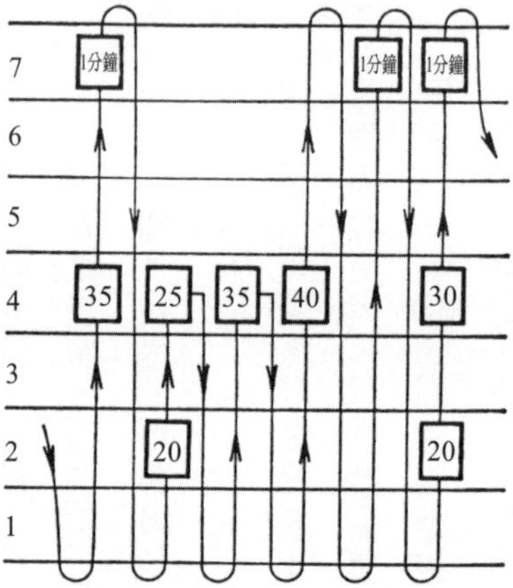

二差二度一部（B）的調節法

二差二度一部(C)及其調節法

此為二度一部最後的呼吸法，對於停止呼吸時間未達五分鐘以上者，恐會稍感吃力。因此，在進入(C)的訓練前，不妨先量一下能停止呼吸幾分鐘。

假使無法達到五分鐘，勿一口氣做完此部分，可在一度與二度間或二度與一部間加入深呼吸，而逐漸養成習慣輕鬆做完全部。

在調節法中，剛吸完七分之一，立即閉氣一分鐘的部分，相當吃力，但如把空氣的上下運動擴大，則能度過此難關。

要完全做完二度一部(C)的一次訓練，

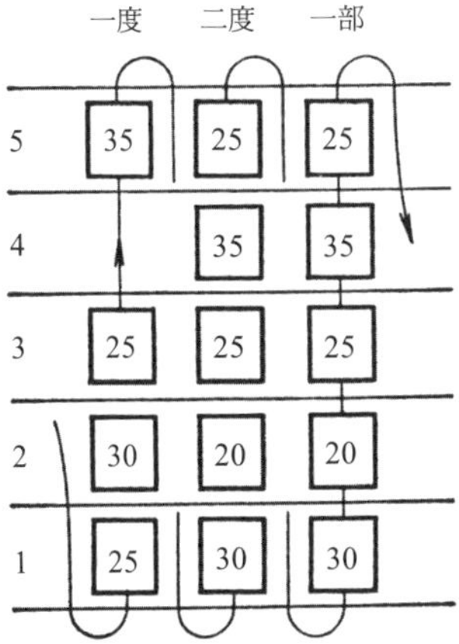

二差二度一部（C）

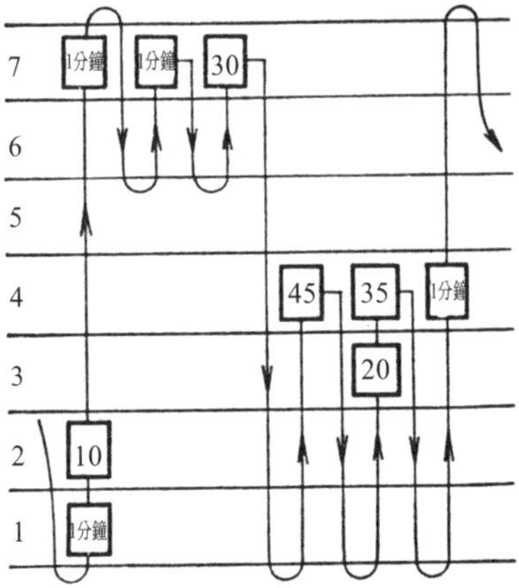

二差二度一部（C）的調節法

其內容包括下面三部分：

①五分鐘的坐數法。

②以立式做二度一部(C)。

③以立式做調節法。

接著，以打式法重複前述三部分，訓練期間最好從寬安排。

8. 二差三度的呼吸法

二差三度(A)及其調節法

現在，即將進入二差最後的呼吸法，也就是二差三度的呼吸法，它是把二度一部的方法加以發展，使三種不同的呼吸法

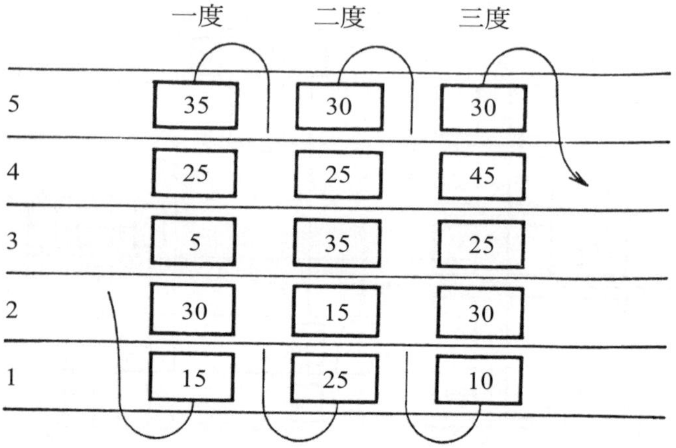

二差三度（A）

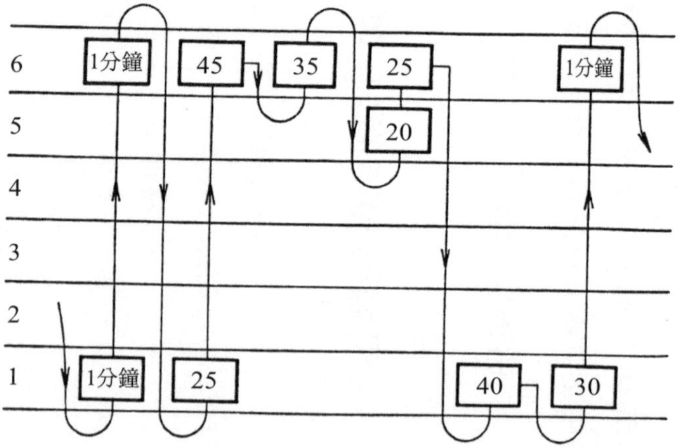

二差三度（A）的調節法

連接起來。

第一步為二差三度(A)，呼吸停止時間至少要能達到四分鐘，假使無法一口氣做完，可在一度與二度、二度與三度間夾入深呼吸，慢慢養成連續施行的技巧。

進行時，應再度測驗有無呼吸漏氣的現象，以便全力防範。

在呼吸量方面，(A)分成五等分，調節法則分成六等份，但兩者皆需先做深呼吸兩次，第三次乃正式開始，並各做兩次。

由於此為最後的呼吸法，因此最好在坐數法、(A)的呼吸法、調節法結束一分鐘後，測量脈搏跳動次數，並與剛開始做借力呼吸法的測定值加以比較。

至於立式、打式法皆應根據過去建立的基礎，把此項做完。

二差三度(B)及其調節法

將二差三度(A)至少做一個月後，始進入(B)，此為停止呼吸時間超過五分鐘以上者的練習。五分鐘可說相當長，假如是剛閱讀此書的人，要閉氣五分鐘可能會暈厥。

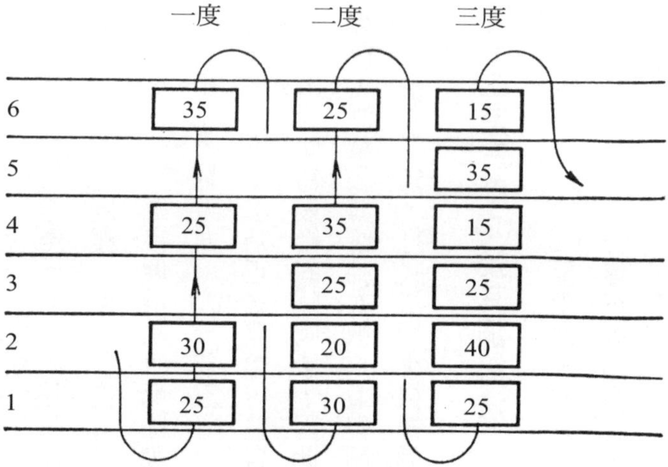

二差三度（B）

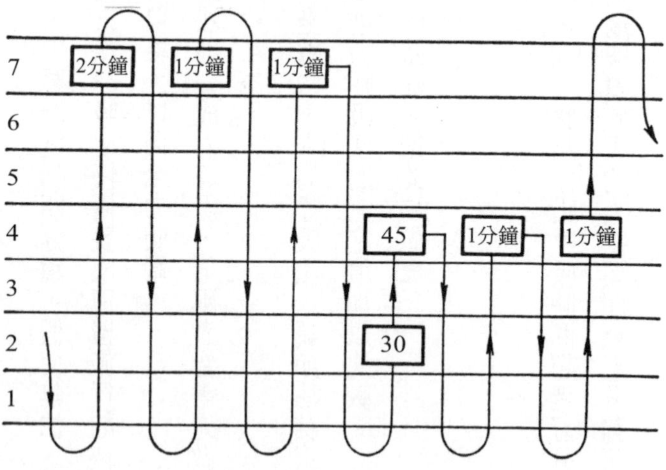

二差三度（B）的調節法

依照標準訓練期間來估計，進入此部分起碼要過一年；當然，也有人只需半年即可進入。相對地，一定也有人認為「不過是一天一次的健康法，不妨慢慢來」，而耗費一年半或兩年的時間。

這些都無可厚非，因為只要根據本書及圖片的指示，自行斟酌訓練期間，專心去做，則任何人的身體皆能呈現借力的效果。

現在，就讓我們參考一六〇頁圖，進行最後的呼吸法。

9. 三差呼吸法

三差(A)的呼吸法

三差最初的呼吸法為三差(A)，以立式、打式進行。

一六二頁圖中所示即為三差(A)的進行圖，屬於七段的八度，也就是將呼吸量分成七個等分，一度一度地延長，而以輕鬆自若的心情做完八度為訓練目標。

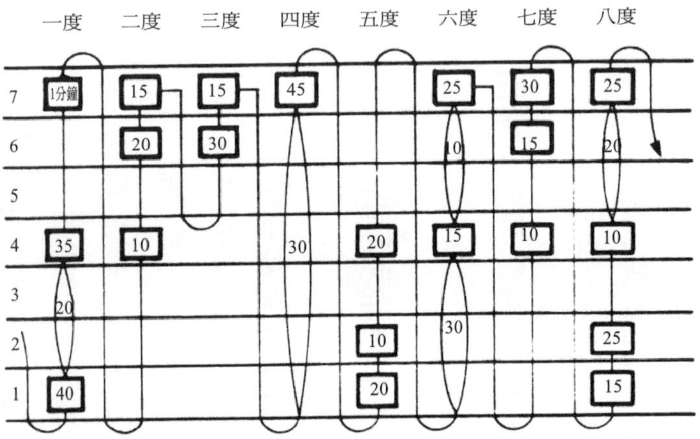

三差（A）

直到二差呼吸法以前，均是由口中吸氣，但從三差起，出現了以鼻吸氣的方式。像圖中紡錘形的部分，即是以鼻吸氣的指示，裡面的數字則代表吸氣的時間。

進行三差(A)的呼吸法時，先以立式將上身前彎，做兩次深呼吸，第三次始依照進行圖吸入七分之一，閉氣四十秒；接著以鼻吸氣二十秒，至第四段停止呼吸三十五秒；接著以鼻吸氣二十秒，至第四段停止呼吸三十五秒；由口中把胸部吸滿，隨後閉氣一分鐘。

由一度轉入二度時，先吸氣一次，花五秒時間吐出，再由口中吸入七分之四，閉氣十秒；吸入七分之六，閉氣二十秒；

胸部吸滿後，停上呼吸十五秒。而由二度移至三度的圖中，出現了直角轉彎的標示，此為不吸氣，只吐氣之意。

因此，三度中首先吐氣七分之四，即吸入七分之六的氣，停止呼吸三十秒；再將胸部吸滿，閉氣十五秒吐氣；以鼻子花三十秒吸氣，隨後將胸部吸滿，閉氣四十五秒；再吸一口氣，始將氣全部吐出。

重新吸入七分之一，閉氣二十秒；吸入七分之二，閉氣十秒；吸入七分之四，閉氣二十秒；深呼吸一次，將氣全部吐出。

至六度時，先以鼻吸氣三十秒，再吸入七分之四，閉氣十五秒；以鼻吸氣十秒，停止呼吸二十五秒。

接著，直接吐氣，先吸入七分之四，閉氣十秒；吸進七分之六，閉氣十五秒；胸中吸滿氣，停止呼吸三十秒；吸一口氣後始全部吐出。

進入八度，先吸七分之一，閉氣十五秒；吸入七分之二，閉氣二十五秒；吸入七分之四，閉氣十秒；以鼻吸氣二十秒，復將胸中吸滿氣，停止呼吸二十五秒後吐出。

三差調節〔A之1部〕

三差(A)的調節呼吸法分為三階段，第一個階段稱為三差調節〔A之1部〕。

每次訓練時，依照坐數法五分鐘、三差(A)一次、五分鐘後做三差調節〔A之1部〕的順序進行。

整個訓練計畫為三差(A)立式、打式各一個月，三差調節之立式、打式各三十天，也就是如下列的兩個月訓練計畫。

①(A)立式三十天——〔A之1部〕立式配合進行。

②(A)打式三十天——〔A之1部〕打式配合進行。

雖然如此，卻也不必過於拘泥標準天數，重要的是每個階段需踏實、認真，所謂「欲速則不達」，如果急於得到效果，訓練不夠紮實，結果反而不能達到預期的效果。

前面已介紹過，三差(A)的呼吸法分為七階段進行，而調節法則分為八階段，具體的做法如一六五頁圖所示。若是遇到上端呈弧形者，表示先吸氣再吐氣；

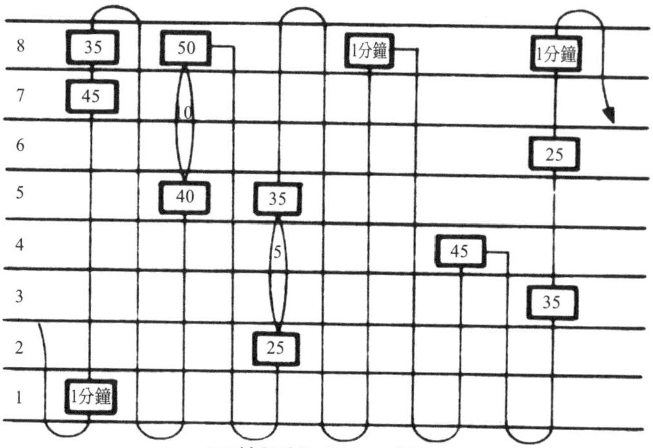

三差調節（A—1部）

若為直角轉彎者，不吸氣直接吐氣；此外，對於從鼻子吸氣的時間部分，也應嚴格遵守指示的秒數。

從嘴巴呼吸時，最好發出「噓！噓」聲，而當以鼻子緩緩吸氣，可能會導致呼吸困難，其訣竅在於將上半身前彎，避免使氣斷斷續續，並保持吸氣綿延不絕、細密有致。

進行打式時，拳頭輕握，以小指側有節拍地敲打腹部為佳。

每個訓練階段完成後，將脈搏跳動次數及呼吸停止最高的時間記錄下來，能幫助訓練的進度，並使脈搏次數愈來愈低，停止呼吸時間愈來愈長。

三差調節〔A之2部〕

〔A之1部〕完全學會後，即進行〔A之2部〕的調節呼吸法。

〔A之2部〕分成八階段，同樣也是立式、打式各做三十天，與三差(A)成一套進行。

若將每天的訓練及整個標準的訓練期間加以歸納出來，就是如下列三個步驟。

①進行五分鐘坐數法，然後計算脈搏跳動次數。

②進行三差(A)的呼吸法並計脈搏——最初一個月做立式，後一個月做打式。

③五分鐘後進行〔A之2部〕調節呼吸法並計脈搏——前半個月立式，後半個月打式。

如果不能依照計畫進行，千萬不要著急，甚至遭遇困難時，最好把呼吸法往後挪一、兩個階段，但是每天仍應盡己之力，向自己挑戰。

比起〔A之1部〕，〔A之2部〕是更為困難，它不僅需以半分的呼吸量做

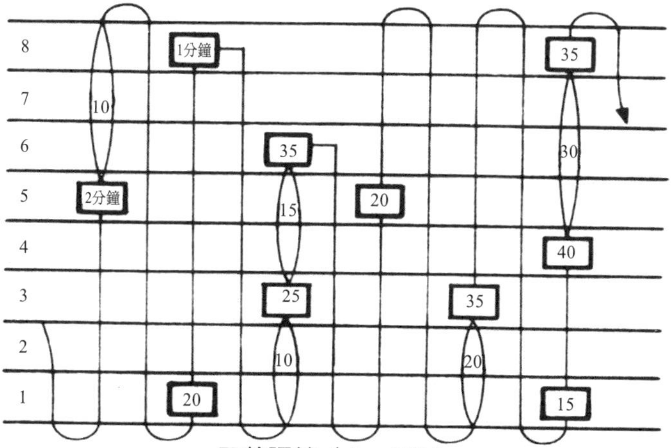

三差調節（A—2部）

兩分鐘的停止呼吸，而且經常出現以鼻緩緩吸氣的部分。因此，更要留心呼吸停止中是否有漏氣的現象。尤其是閉氣至無法忍受的程度時，雖然極力忍耐，有時空氣卻從喉嚨朝向鼻子流出，此刻應以指頭捏住鼻子防止漏氣，但其僅為一時權宜之策，切勿養成習慣。

進行打式時，因為是用拳頭敲擊腹部，更易產生漏氣，但又不能向前面一樣捏住鼻子，最好的方法是下巴收進，抵住喉嚨，此為有必要的訓練。

進行中感覺非常難受時，可把吸進的空氣由胸傳至腹部，腹部傳進胸部。這種上下流動的方法，不但能夠鬆弛身心，容易保持閉氣，又可鍛鍊內臟。

通常脈搏跳動的次數，在坐數法會上升，「差」的呼吸法會下降，至「調節」法時又略微上升，但比平常仍低得多。

有些人在進行三差訓練途中，已能做到停止呼吸五分鐘以上的程度，希望其它訓練者也向此目標邁進。

三差調節（A之3部）

（A之3部）為三差(A)的調節最後一個階段，其呼吸量分成八等分，在做完一次三差(A)並計脈搏後，休息五分鐘即進行。

如一六九頁圖所示，（A之3部）出現由鼻子耗時三十秒、四十五秒長的吸氣，請務必嚴格遵守，每天踏實去做，直到完全學會。在後半部則有連續把氣吸至五段即閉氣，然後直接吐氣的動作，能把這些正確施行，當是每天努力訓練的目標，如果不能忍耐而吸至六、七段，效果將大打折扣。

對於停止呼吸時間、由鼻吸氣的秒數、由口中吸入的份量、先吸氣再吐氣或

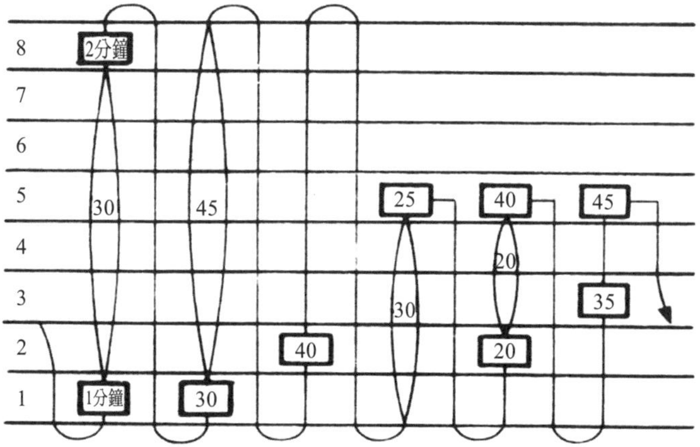

三差調節（A－3部）

不吸氣直接吐氣等的指示，均應完全遵照，訓練方有成果，並且得以進入下一個階段。尤其是看書自習者，更應嚴守上面所提的部分。

借力呼吸法的確很困難，在你好不容易學會一個階段，邁入下一個新階段又得吃許多苦頭，也就是隨著階段的上升，腦部、神經、細胞等組織將有更多的刺激。因此，借力訓練者務必不斷激勵自己，克服各種困難，才能獲得強力。雖然痛苦比其它呼吸訓練法來得多，但相對地，所得效果也較多。

若依照標準時間來算，當三差調節〔A之3部〕結束時，已經過半年的時間。也就是——

‧三差(A)及調節（A之1部）兩個月。

‧三差(A)及調節（A之2部）兩個月。

‧三差(A)及調節（A之3部）兩個月。

我之所以要訂出標準期間，是因為如果沒有概略的基準，會造成訓練沒有一個尺度，同時若將「調節」的呼吸法完全依照個人來進行，速度必有很大的差異。

當一個人依照標準的天數，完全學會訓練內容，可謂確實獲得借力效果。但最重要者，還是紮實的訓練，千萬不要過分勉強進行。

三差(B)的呼吸法與三差調節（B之1部）

當三差(A)及調節的呼吸法終了時，即邁向三差最後階段——三差(B)。與(A)同樣，(B)也是將呼吸量分成七階段，以立式、打式各進行三十天。

不管立式或打式，均是站立將上身向前彎曲的姿勢，先做兩次深呼吸，第三

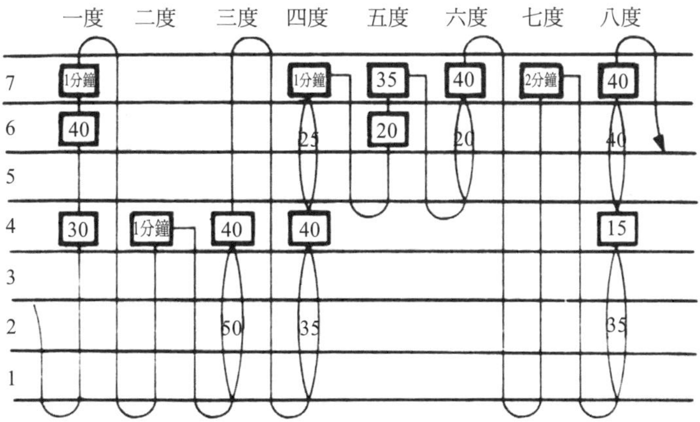

三差調節（B）

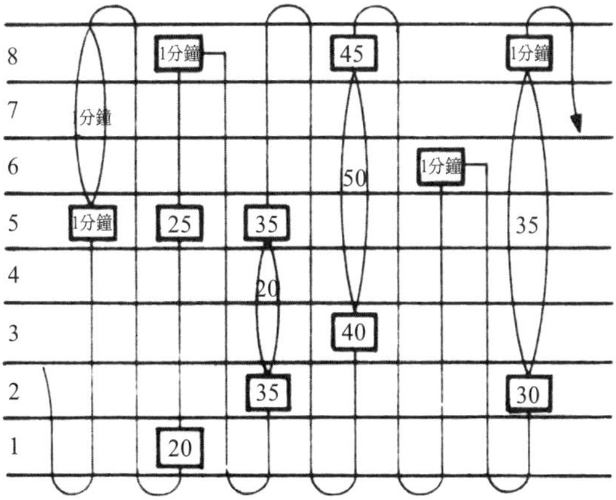

三差調節（B－1部）

次開始依圖進行。

由口中吸入七分之四，閉氣三十秒；吸入七分之六，閉氣四十秒；胸部吸滿氣，停止呼吸一分鐘；吸一口氣始緩緩將氣全部吐出。隨後吸入七分之四，閉氣一分鐘後直接吐氣。以鼻吸氣五十秒；再吸入七分之四，閉氣四十秒；做一次深呼吸後吐氣。

由鼻吸氣三十五秒；吸入七分之四，閉氣四十秒；再從鼻子吸氣二十五秒，停止呼吸一分鐘後直接將氣吐出七分之四的量。

此時，再吸入七分之六，閉氣二十秒；胸部吸滿氣，閉氣三十五秒，吐氣至七分之四；隨後以鼻吸氣二十秒；將氣吸滿至胸部，閉氣四十秒；接著大大深呼吸一次，做兩分鐘的停止呼吸，始將氣全部吐出。

以鼻吸氣三十五秒；再吸入七分之四，閉氣十五秒；以鼻吸氣四十秒；胸部吸滿氣，閉氣四十秒後吐出。

一分鐘後計算脈搏，隔五分鐘再進行立式的調節〔B之1部〕，同樣亦為立式三十天、打式三十天，全部標準的訓練期間與三差(A)相同。

三差調節〔B之2部〕及〔B之3部〕

在三差(B)與調節〔B之1部〕依照兩個月的訓練標準期間結束後，將進入〔B之2部〕、〔B之3部〕的「調節」呼吸法，均與三差(B)成一套，進行立式、打式各三十天的兩個月訓練。

〔B之2部〕、〔B之3部〕與〔B之1部〕相同，呼吸量亦分成八等分，但停上呼吸與從鼻吸氣的時間更長，屬於極痛苦的調節法。

不僅借力呼吸法，凡屬痛苦的訓練，皆應具有接受每天挑戰的氣魄而勿輕易氣餒，甚至以享受的心情來做。事實上，從一差的階段登上三差時，身體原本孱弱者已變為完全健康的身體，氣力與體力非常充實。所以，對借力訓練者而言，其中的困難、痛苦，並不致於構成嚴重的問題。

依標準期而言，從一差至三差的終了時間約要兩年，即使每天只需數十分鐘的訓練，但心中一味覺得痛苦不堪，將有歲月漫漫之感；反之，如果將訓練當做每天增補一次體力與腦力，視為莫大的樂趣，乃至終生持續。

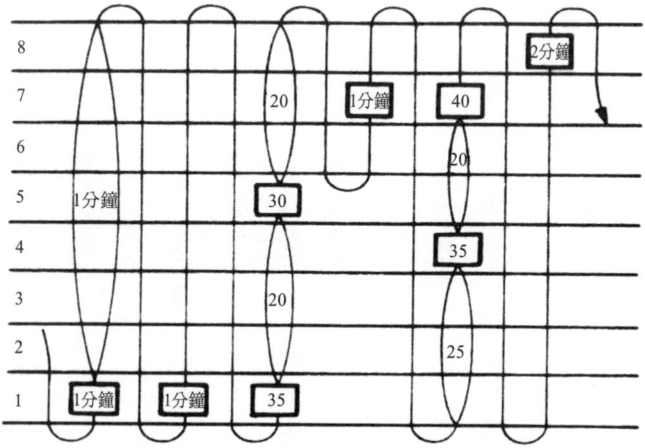

三差調節（B-2部）

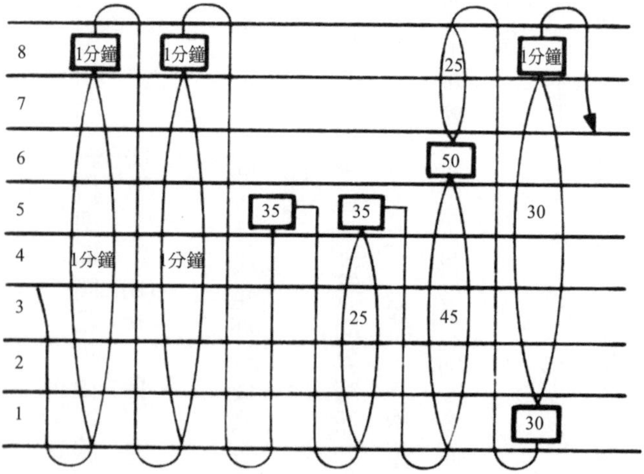

三差調節（B-3部）

10. 靠借力健康法復甦體力及腦力

十六種增進健康的基本動作

以下介紹做法簡單的借力健康法，是建立基本體力最具效果的十六種基本動作，可以隨時在家中、車上或公司進行。

這種健康法，由呼吸及身體的動作組合而成，為一面吸氣或閉氣的活動，藉此使身體獲得更大的健康增進效果。因為一面吸氣來做，可以免去多餘的力量，保持放鬆力量狀態的運動；同時一面閉氣來做，則為造成緊張狀態，這就是為什麼能增進健康效果的原因。

所以說，借力健康法即是把呼吸與力量的關係，應用在體力的培養上。假如每天進行下面所介紹的基本動作，可使胃腸、內臟、腰等部位強健，並促進血液循環旺盛。更因其做法簡單，只要利用一小段閒暇時間，就能讓頭腦清醒。

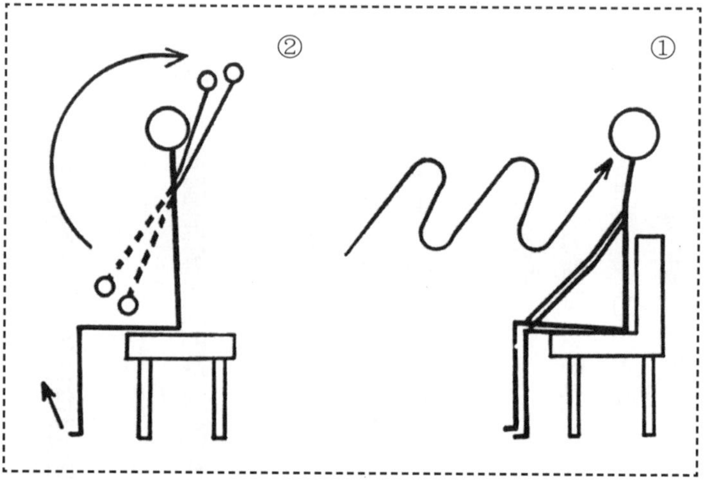

・基本動作①

此為使身心鬆弛最簡單的呼吸法，也是②以下動作的基本呼吸。

首先，坐在椅上挺直背脊，臉部朝上，以鼻子盡量緩慢地吸氣，然後將臉部往下徐徐吐氣。

標準為吸氣一分鐘，吐氣一分鐘（一呼吸兩分鐘），做五分鐘（兩個半呼吸）即可。

・基本動作②

一面從鼻子慢慢吸氣，一面將雙手向後舉，同時雙腳逐漸抬起。

這些動作僅在吸氣時間內進行，一旦把氣吸滿後，立即恢復原來姿勢。

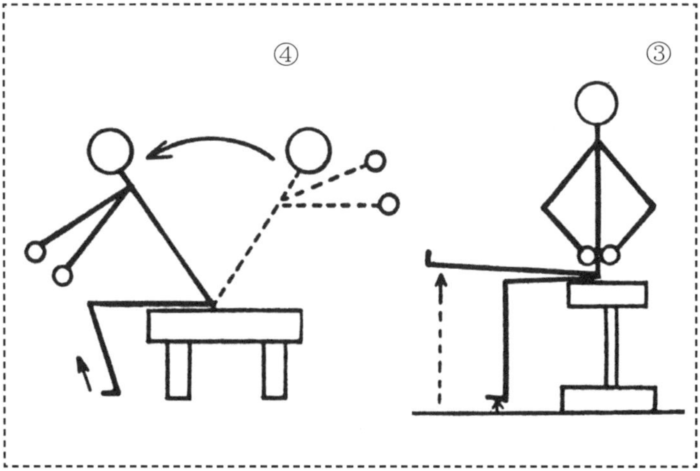

吸氣時間愈長愈好，基本上至少得一、兩分鐘，如果能做到五分鐘最理想。

・基本動作③

雙手插腰，由鼻子緩緩吸氣，逐漸提起右腳，而左腳則稍離地面。接著，再吸氣換腳進行上述動作。

將此動作以左右腳交換進行五分鐘。

・基本動作④

坐在椅上，將上半身向後仰起，並將雙臂盡量向後伸出去。然後，一面以鼻子徐徐吸氣，雙腳稍離地面，一面將上半身逐漸向前傾，雙臂向前伸直，彷彿把上身拉到前面的姿勢。

氣吸滿後，恢復原狀，再重複同樣動

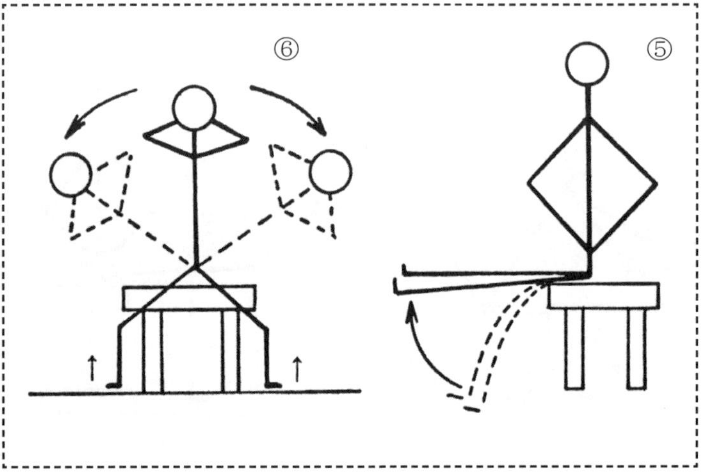

作，如此反覆進行五分鐘。

·基本動作⑤

坐在椅子邊，雙手插腰，雙腳向上提起。當鼻子吸氣之際，雙腳即隨著提高至完全平伸。

等到氣吸滿後，始將雙腳恢復原狀，重新進行，如此連續做五分鐘。

·基本動作⑥

在椅邊坐下後，如上圖般把雙手交叉置於腦後，伸直背脊，接著，一面從鼻子吸氣，一面將上身向左右擺動。此時，雙腳分開並略微提起。

吸滿氣後，緩緩將氣全部吐出，再重複同樣動作，進行五分鐘。

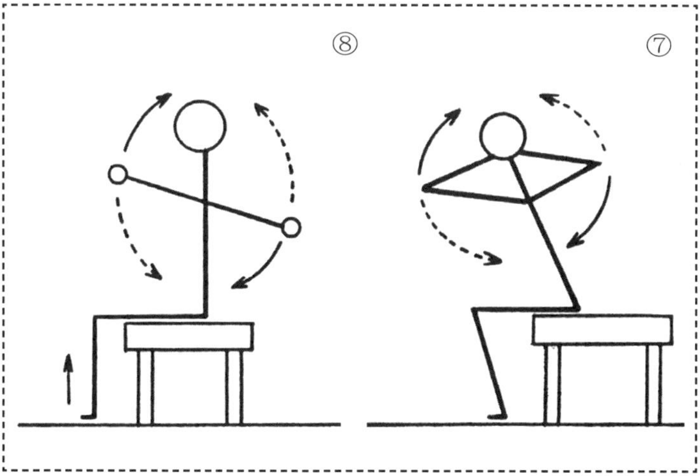

・基本動作⑦

坐在椅子上，將雙手在腦後交叉，上身前傾，把氣全部吐出。隨後，從鼻子慢慢吸氣，上身則用手肘畫圓般地旋轉，在吸氣的時間內，盡量向左右旋轉。

進行時，雙腳不必離地，將此動作，同樣做五分鐘。

・基本動作⑧

坐在椅中，雙手向兩旁伸出，雙腳略微浮起。

一面由鼻子吸氣，一面將上身向左右搖擺，至盡頭的狀態時，仍應再盡力轉到底，所以並非有節拍地進行。

此動作亦需做到五分鐘的基本時間。

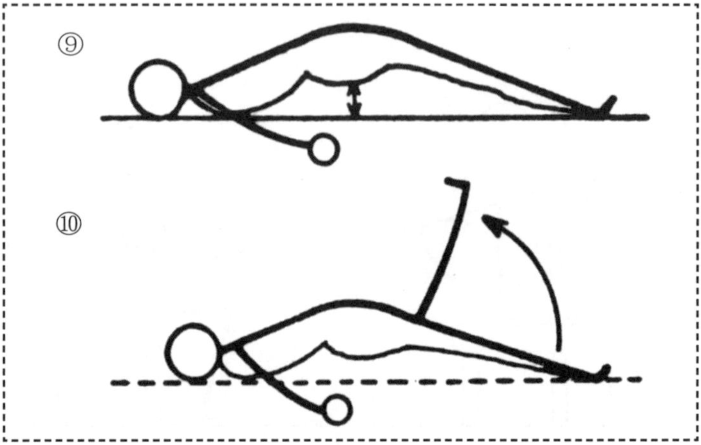

・基本動作⑨

採取仰臥姿勢，將手腳伸直。接著，由鼻子吸氣，而逐漸把腰部抬起，直到吸滿氣，始恢復原來姿態。

此動作的訣竅在於先豎起雙膝，上身慢慢拱高，用頭、肩、腳來支撐此狀態。

這個動作可以在起床後或就寢前做上五分鐘。

・基本動作⑩

仰臥後，抬起腰部，直到吸滿氣為止，背部可接觸地面。隨後停止呼吸，把一雙腳往上舉起，感覺呼吸非常困難時才吐氣，恢復原來拱起的姿勢。

以左右腳交換進行五分鐘。

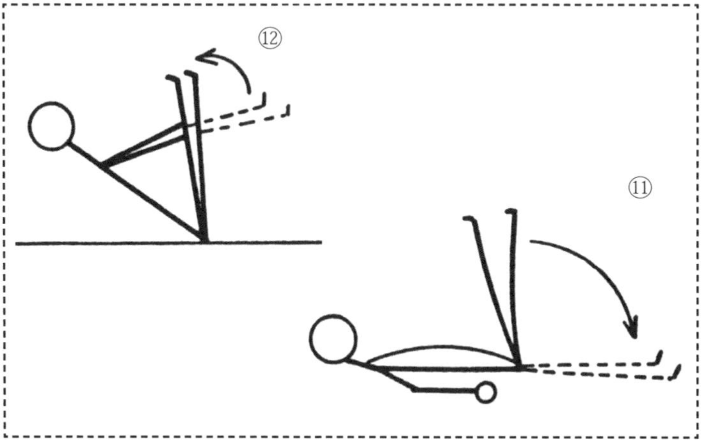

・基本動作⑪

仰臥姿勢，由口中深深吸口氣後，隨即停止呼吸，並將雙腳如上圖般向上伸直。

從這個姿態中，一面由鼻子吐氣，一面將雙腳緩緩放下，所需時間以一分鐘為標準。

進行此項動作時，背部與地面（或床）間應保持些許空隙，以五分鐘做五次為目標。

・基本動作⑫

從口中深吸一口氣即閉氣，依上圖所示用手抓住雙腳，保持垂直的狀態，直到無法忍受時，始一面吐氣，一面彎曲膝蓋。

此動作的重點，在於呼吸停止時間，盡

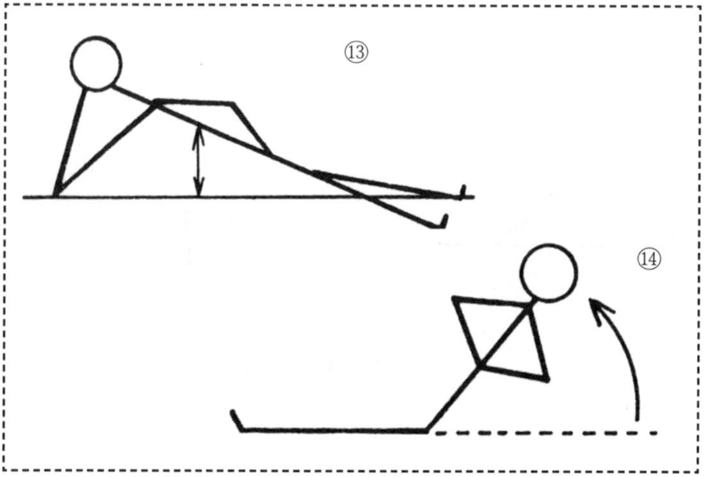

量保持雙腳垂直狀態，並反覆五分鐘。

・基本動作⑬

首先側臥，將雙腳伸直，以手枕撐住頭部。接著，由鼻子吸氣，緩緩抬起下身，使身體成一直線姿勢。

交換側臥方向，重複相同動作，進行五分鐘。

・基本動作⑭

採取仰臥，雙手交叉置於身體下方，先由口中吸氣後，保持停止呼吸狀態。隨後慢慢提起上半身，使身體與腳呈四十五度，經過片刻，始緩緩將頭放下，恢復原來姿勢。

最好在停止呼吸一分鐘的時間內，將

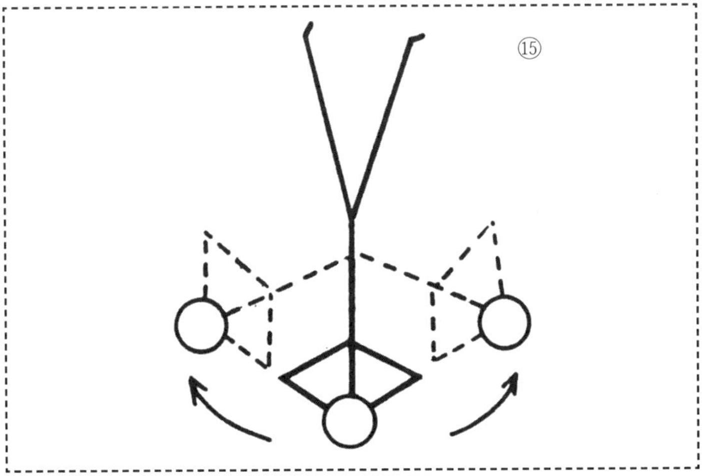

此動作進行兩次，持續五分鐘。

要注意不可把腳抬起，可請人幫忙壓住，或將腳底頂住牆壁。

·基本動作⑮

仰臥，雙手在腦後交叉，雙腳伸開，由口中深深吸口氣，立即停止呼吸，一面把上身稍離地面，向左右彎曲。

在一分鐘的停止呼吸內，左右來回彎曲兩次，中間可加入深呼吸，反覆進行五分鐘。

由於雙腳容易移動，所以有必要採取如同⑭的措施。

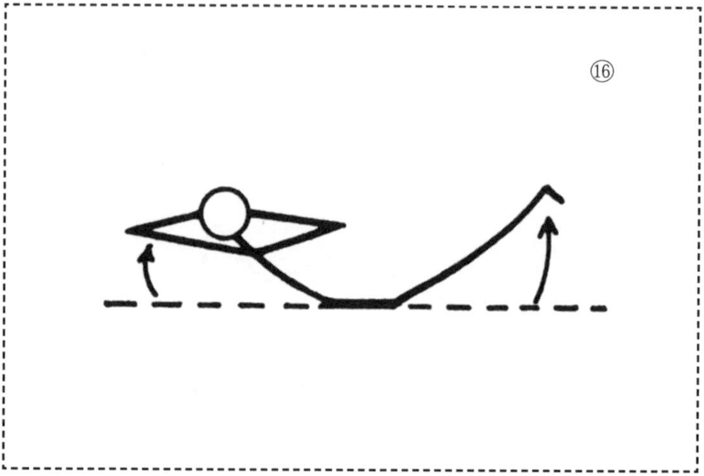

・基本動作⑯

俯臥姿勢，雙手置於腦後交叉，口中吸氣後閉氣。隨即將上半身及雙腳慢慢提起，盡量保持身體弓起的狀態，經過一段時間始放下。

停止呼吸一分鐘之際，將此動作反覆兩次，進行五分鐘，中間可夾入深呼吸。

第四章
「借力」百日健康法及腦力開發法

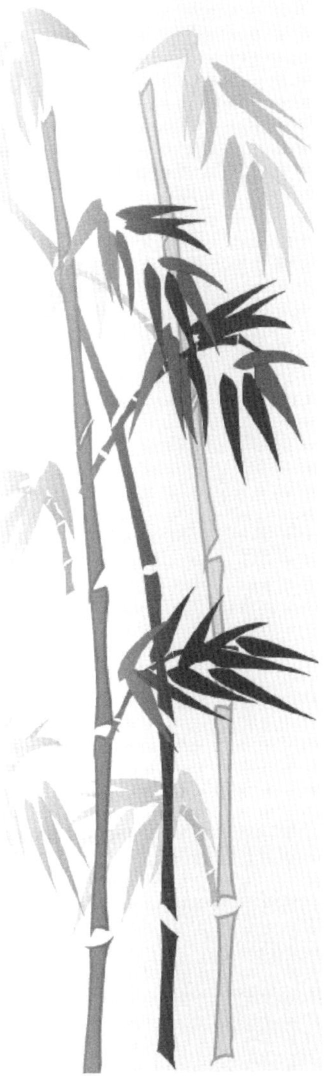

1.「借力」百日健康法

應用借力呼吸法的百種訓練

對於體力與腦力同時加以開發的借力效果，可由借力呼吸法等的訓練中獲得。這種應用借力呼吸法的基礎，所組合而成的健康訓練，稱為借力百日健康法，也就是以一百天的時間，每天進行數分鐘的訓練，以獲得完全健康的身體。

在前面已介紹過一部分，這次將就全部加以解釋，以利學習者活用。

借力百日健康法的重點在於，在這一百天之間的所有訓練當做是一套，多次反覆練習。由於它不像正式的借力呼吸法有嚴格的階段，所以，即使其中一種不能依照指示來練習，也不必過於在意。

它的目的是在自己能做的範圍內，依照進度的訓練指示，盡量往前，以便熟悉百日健康法的全部內容。

此健康法最大的特徵，是把神經內臟的強化運動、借力呼吸法和借力拳法混合練習，後半段應用借力呼吸法的基礎——坐式六度法來訓練。或許有人無法順利進行，但只要抱著第一次嘗試的心理來做即可。

這是做法簡單、效果良好的健康法，只要長時間持續練習，自能得到如借力呼吸法的功效。

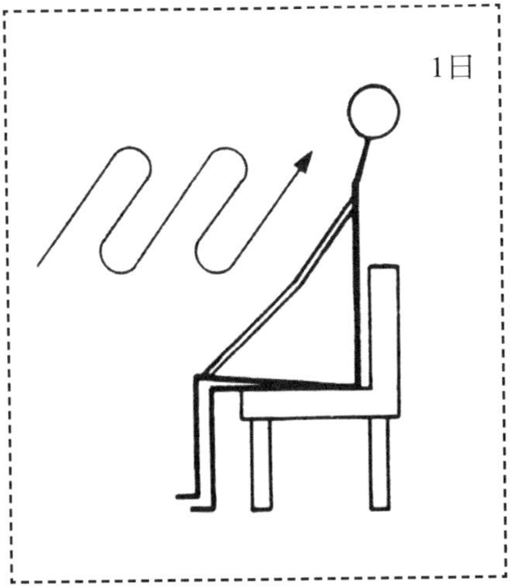

・第一天

坐在椅子上，挺直背腰，頭部略往後仰，從鼻子慢慢吸氣，接著頭部朝下緩緩吐氣。

標準為吸氣一分鐘，吐氣一分鐘（呼吸一次兩分鐘），進行五分鐘（即兩個半呼吸）。

此為身心鬆弛最簡單的呼吸法，也是第二天以後訓練所需的基本呼吸法。

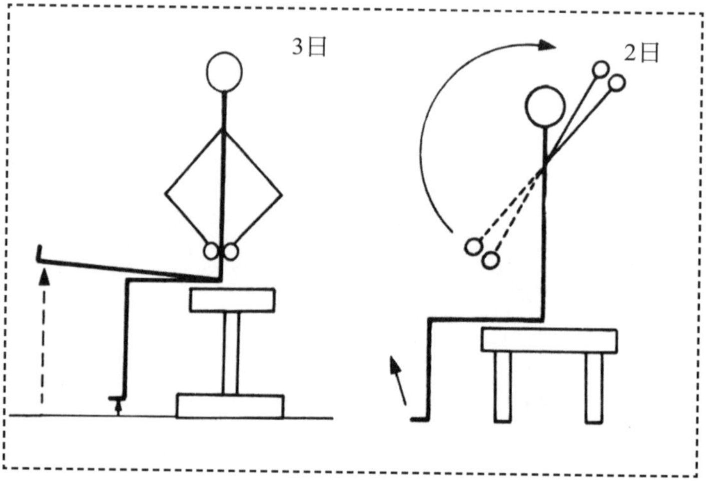

・第二天

鼻子一面緩緩吸氣，雙手一面向後擺動，同時提起雙腳。將氣吸滿後，立刻恢復原來姿勢。

吸氣的時間以一至兩分鐘為準，進行五分鐘。

・第三天

雙手插腰，鼻子一面吸氣，一面將右腳抬起，左腳則略微離地。

接著再吸氣，抬起左腳，右腳略微浮起。

左右腳交換進行五分鐘。

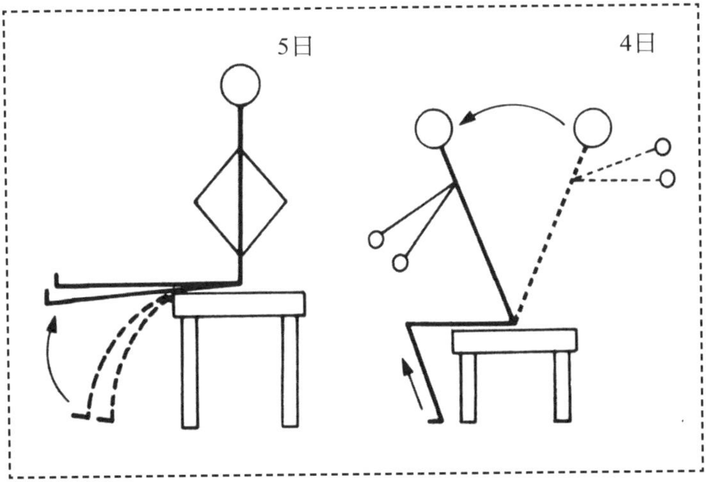

・第四天

上身後仰，雙臂向後平伸。接著由鼻子吸氣，將上身前傾，雙手由後向前伸出，雙腳稍離地面。

氣吸滿後，恢復原來姿勢，將此動作反覆進行五分鐘。

・第五天

坐在椅子的邊緣，雙手插腰，雙腿前伸。隨著鼻子吸氣，將雙腿盡量提高，氣滿後，放下雙腿。

同樣練習五分鐘。

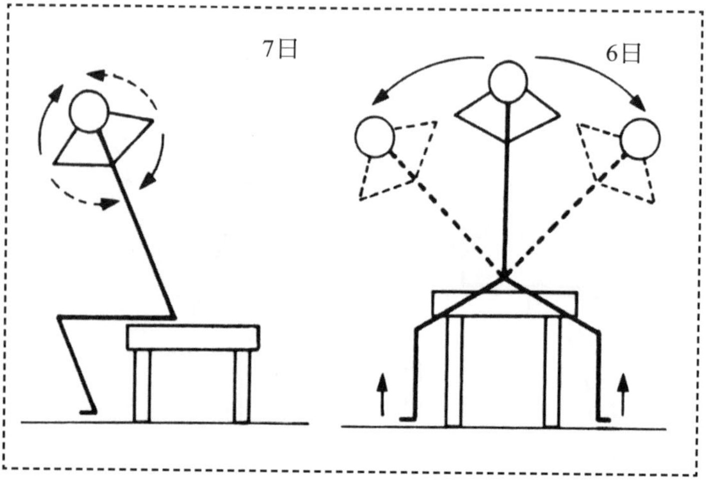

・第六天

將雙手擺在腦後交叉，背脊挺直。隨著鼻子吸氣動作，頭部向左右移動，此時雙腳張開，略微提起。

氣吸滿後，全部吐出，重複相同動作，進行五分鐘。

・第七天

雙手置於腦後，上身前傾，把氣全部吐出。

由鼻子吸氣，手肘做畫圓動作，扭動上身。

雙腳可著地，練習五分鐘。

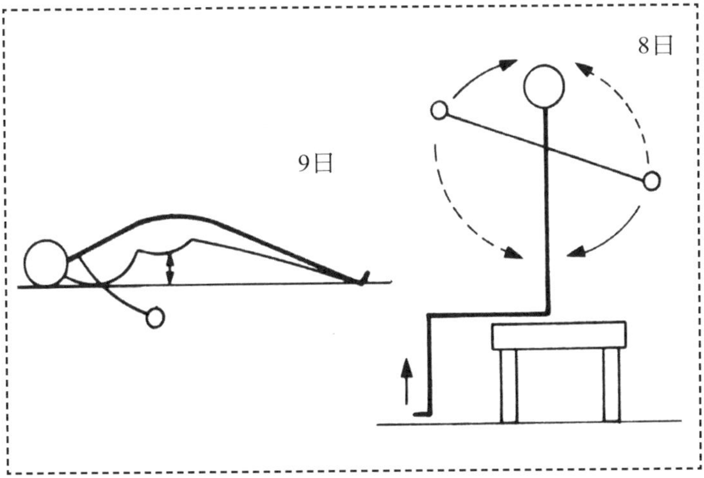

・第八天

雙手橫向伸出，雙腳略離地面。

當鼻子吸氣，上身跟著向左右扭轉，扭至盡頭時，停留一會兒，做更深入盡頭的扭動。持續五分鐘。

・第九天

仰臥，四肢伸直。接著，鼻子吸氣時，盡力抬起腰部，直到吸滿氣，才將腰部放下。

此動作的變化形狀最先是豎起雙膝，隨後上身似弧形般抬高，以頭、肩、腳底等部位支撐。

於起床後或就寢前做五分鐘的訓練。

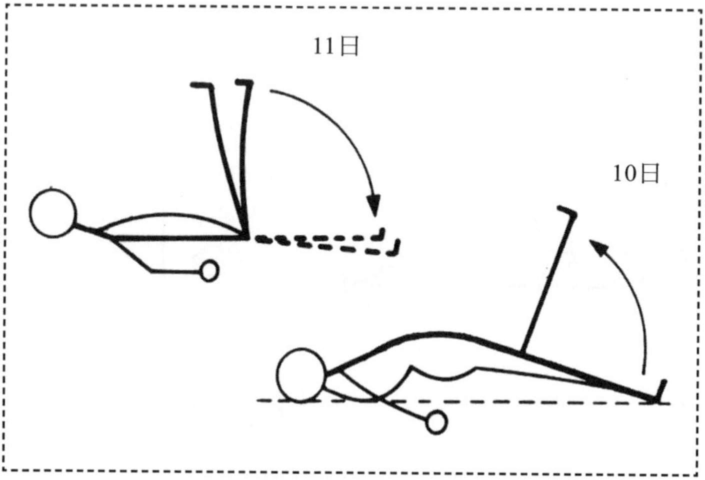

・第十天

仰臥，腰部抬高，第一次吸氣後即停止呼吸，背部可與地面接觸。

停止呼吸當兒，將一腿向上伸直，直到感覺難受時，緩緩吐氣，將腿放下，上身仍保持弧形姿勢。

左右腿交換練習五分鐘。

・第十一天

仰臥，由口中深深吸氣後停止呼吸，雙腿朝上舉起，接著從鼻子吐氣，雙腿緩緩放下，所需時間以一分鐘為基準。

此訓練變化的形狀，在於背與地面間留些空隙。

以五分鐘做五次，為最適當。

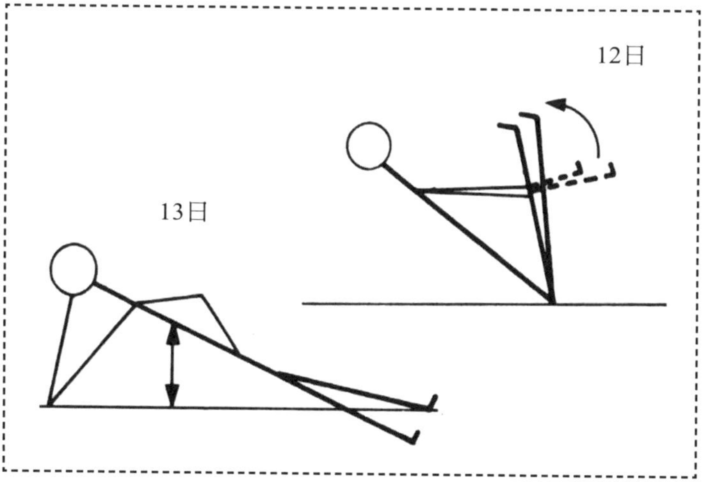

・第十二天

口中深呼吸後暫停呼吸，以雙手抓住雙腿使其盡量垂直，到不能忍受的狀況時，一面吐氣，一面彎曲膝蓋。

其重點是在呼吸停止期間，能把雙腳維持垂直的姿勢有多久。此訓練同樣進行五分鐘。

・第十三天

側臥，雙腿伸出，以手當枕支撐身體。

鼻子緩慢吸氣，將下半身提起，使身體成一直線。

交互改變側臥方向，練習五分鐘。

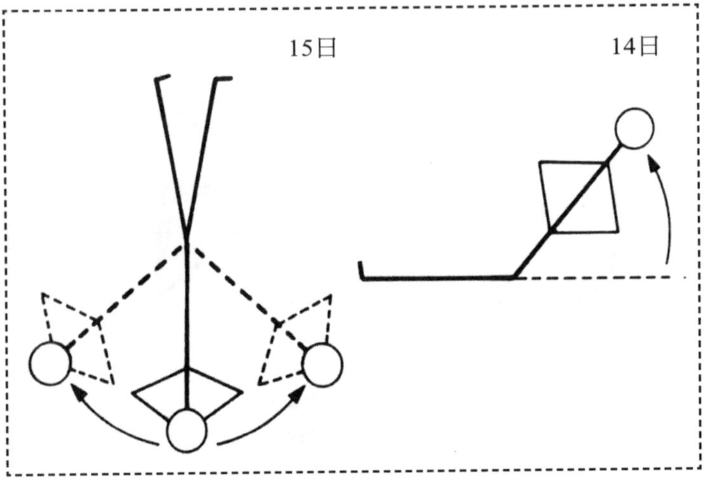

・第十四天

仰臥，雙手交叉於身體下方，由口中深呼吸後即停止呼吸，一面抬起上身，呈四十五度位置，再緩慢放下。

停止呼吸一分鐘內，來回做兩次，進行九分鐘。

要注意不可把腿抬起，可請人幫忙按住，或是把腳底頂在牆上。

・第十五天

仰臥，雙手在腦後交叉，雙腿微張，口中深呼吸後停止，將上身略微提起，向左右擺動。

停止呼吸一分鐘的時間，左右來回擺動兩次，中間插入一次深呼吸，進行五分

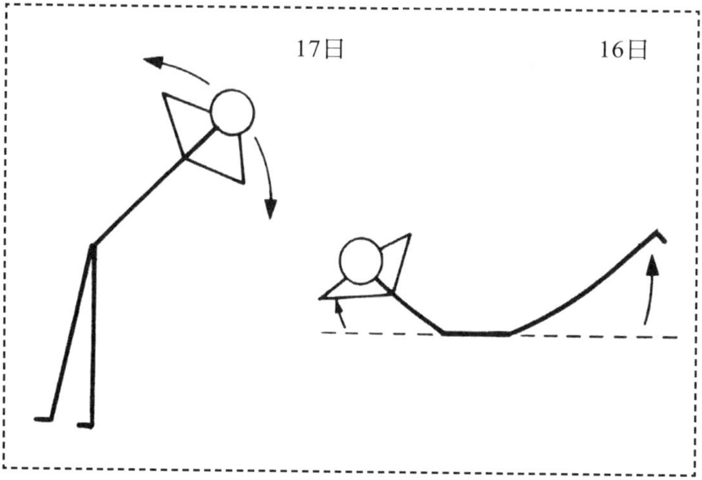

鐘。

由於腿部容易移動，最好像第十四天的方法來防止。

・第十六天

俯臥，雙手於腦後交叉，嘴巴深呼吸。

呼吸暫停一分鐘，將上身、雙腿抬高，身體盡可能向上弓起，再緩慢放下，來回做兩次。中間插入深呼吸，訓練五分鐘。

・第十七天

雙手交叉於腦後，雙腿張開而立，深吸一口氣後停止，將上身朝後仰，左右搖擺。

兩次。

至無法忍受程度的極限，恢復原來姿勢，深呼吸略做休息，繼續進行，反覆

其訓練重點即為停止呼吸的時間限度。

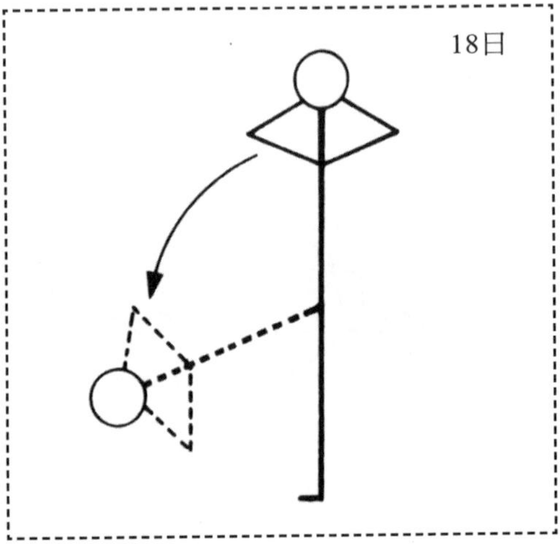

‧第十八天

雙手置於腦後交叉，從口中吸進平時呼吸量的一半，並發出「噓！噓」聲，忽然停止呼吸。此時，上身向前彎曲再抬起，於閉氣的能力範圍內，反覆進行上身彎曲動作。

這動作看起來簡單，事實上因為呼吸量只有平時的一半，將有難受的感覺。進行中需要深呼吸，前後做兩次，每次訓練務必集中精神。

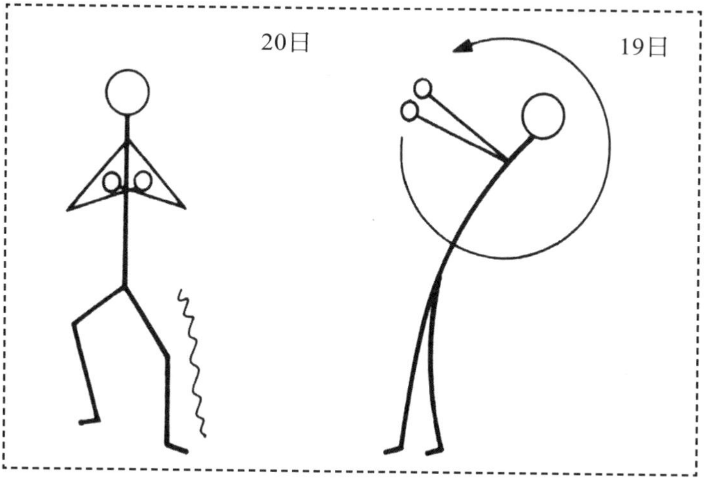

·第十九天

張開雙腿，舉起雙手，口中深呼吸後停止。

將上身依畫圓動作旋轉，直到不能忍受時，恢復原來姿勢，深呼吸後，再重複一次。

·第二十天

雙手在胸前交叉，深吸一口氣後停止呼吸。

首先將左腳向前跨出半步，膝蓋略彎，全身重量放在左腳腳尖，做急促劇烈抖動。至非常難受的程度，深呼吸後，換右腳進行相同的動作。左右來回兩次。

由於抖動時容易造成漏氣現象，應特

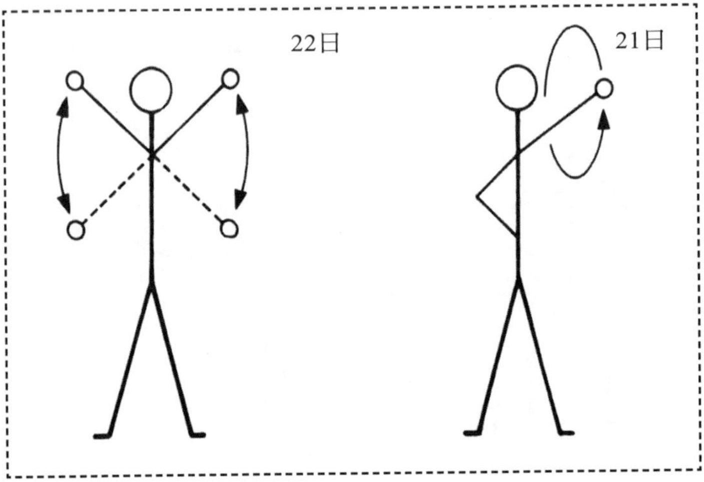

別注意。此外，抖動並非盲目急促進行，而是在停止呼吸時間內抖動五十次左右。

・第二十一天

嘴巴做深呼吸即停止，以右手插腰，左臂用力旋轉，口中同時非常緩慢地吐氣。

吐完氣後，迅速再吸一口氣，閉氣做右臂的旋轉運動。左右來回兩次。

・第二十二天

張開雙手、雙腿而立，以鼻子吸氣的同時，雙手上下振翅般劇烈擺動。

其要領為鼻子吸氣時要細且長，雙手上下擺動要快速。

吸滿氣後，再由鼻子緩緩吐出，進行

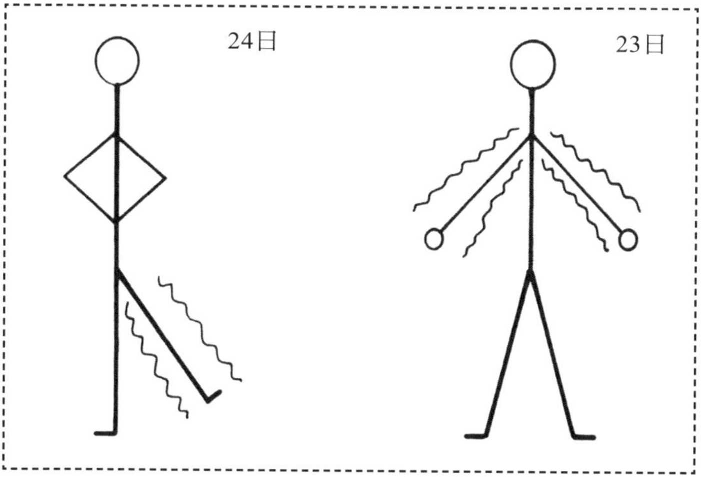

五分鐘。做完後，脈搏跳動將超過一百次。

·第二十三天

雙手、雙腿伸開，隨著鼻子緩慢吸氣，抖動雙臂。至吸滿氣時停止呼吸，更加劇烈地抖動雙臂。

實在無法持續下去時，緩緩吐氣，做深呼吸，再重複一次同樣的動作。

·第二十四天

吸進八分的呼吸量，口中發出「噓！噓」聲，而後停止呼吸。

雙手插腰，伸出左腿，做急遽的抖動，至感覺非常難過時，深呼吸一次，換右腳進行，左右來回兩次。

此運動相當辛苦、劇烈，所以不需要

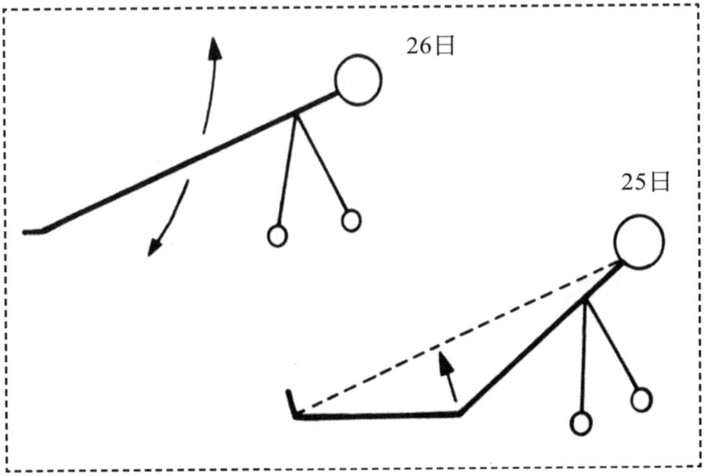

做三次以上。要點是氣勿吸滿，八分即可。

·第二十五天

如圖以雙臂支撐上身，口中吸氣後停止，將腰部抬起，使身體成一直線，維持在停止呼吸的狀態。

直到無法持續時，深呼吸再做一次。

·第二十六天

伏地挺身姿勢，雙臂支撐身體，腰部做大幅度的左右擺動，至少五十次到一百次。

不能忍受時，站起來深呼吸，繼續進行第二次。

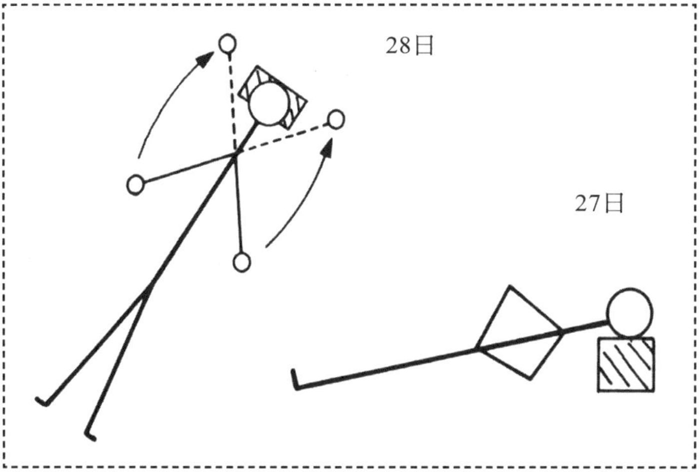

・第二十七天

頭部置於高枕上，雙手插腰，口裡深呼吸後停止，將臂部抬高。至無法維持時，深呼吸休息片刻，重新做一次。

如果是第一次做「百日健康法」，可用肩膀代替高枕支撐身體。

・第二十八天

如同第二十七天，以高枕墊在頭下，但由鼻子吸氣，抬起腰部，同時雙手伸向頭部。

吸滿氣後停止呼吸，保持雙手伸出姿勢，至無法忍受時，略微休息一會兒，重複一次。

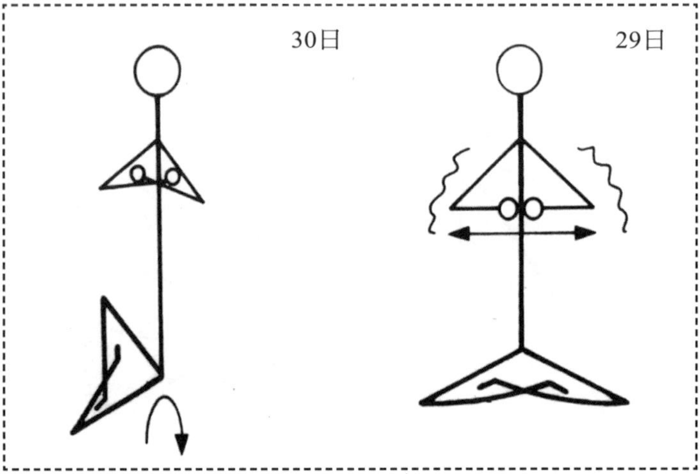

・第二十九天

盤膝而坐，由口中吸入八分呼吸量即停止，雙手合掌置於身前，胳臂快速向左右用力推動。

實在不能忍受時，做深呼吸重複一次。此訓練重點在胳臂向左右推動時的速度。

・第三十天

盤膝而坐，雙手交叉於胸前，口中吸入八分呼吸量即停止。

利用腳的力量用力向上彈起，使臀部著地時發出「拍噠！拍噠」沈重聲，如此進行到不能持續下去的程度，重新深呼吸再做一次。

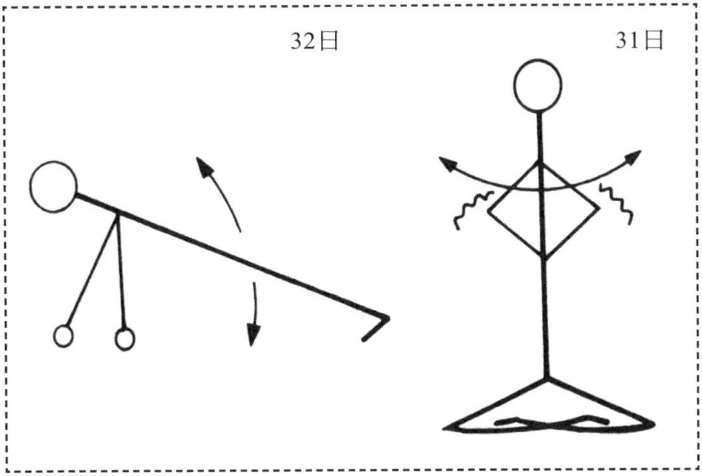

此訓練比其它訓練刺激內臟的程度深，因此可做為強化內臟的訓練。

・第三十一天

盤膝而坐，雙手插腰，嘴裡吸入八分呼吸量後停止呼吸，放鬆肩膀力量，上身向左右劇烈地扭動。

至非常難過時，鬆弛身體，深呼吸後繼續進行第二次。

其重點擺在上身左右扭動時的速度。

・第三十二天

伏地挺身，以胳臂支持身軀，口中深吸一口氣後保持閉氣，腰部向左右大幅擺動。

同樣地，至無法忍受時，吐氣站立做

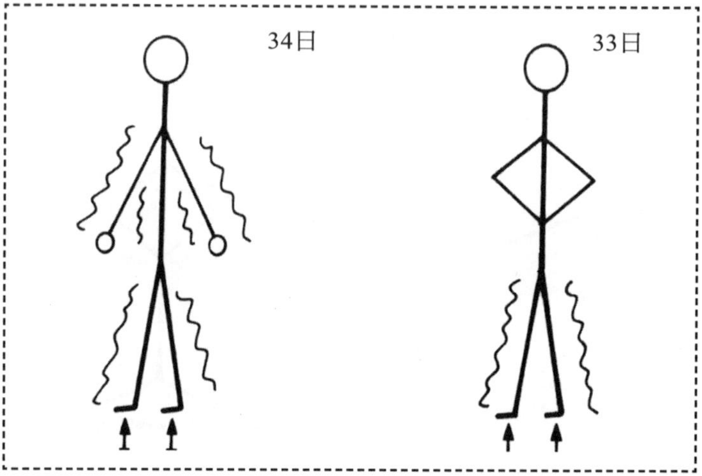

一次深呼吸，再重複相同的動作。

進行此項訓練時，盡量設法延長停止呼吸的時間。

・第三十三天

雙手插腰站立，一面由鼻子吸氣，一面用腳尖輕跳，節拍最好急促些。做到不能持續時，深呼吸進行第二次。

最初的吸氣斷斷續續為佳。

進行到今天，把所有做過的健康法反覆兩、三次，使其更熟練。

・第三十四天

自然站立，口中深呼吸後閉氣。

放鬆肩膀力量，腳尖輕輕上下跳躍，垂下的雙臂隨著其跳躍而做抖動。

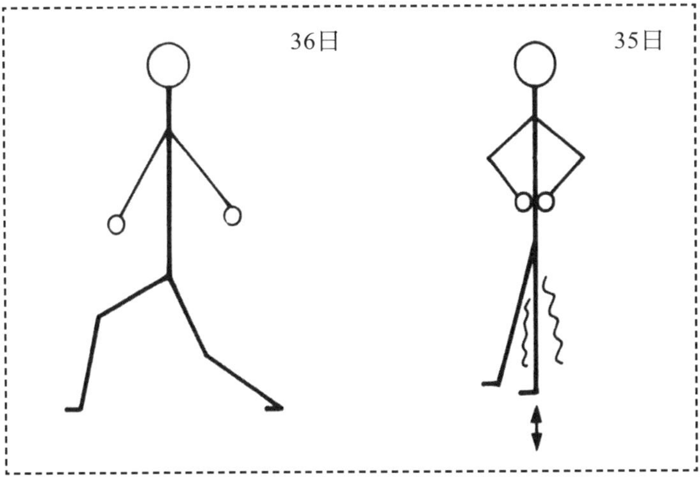

此訓練的停止呼吸時間要更長，應集中在一次的時間進行兩、三次練習。

・第三十五天

雙手在身後交叉站立，由嘴巴深吸口氣後停止，以單腳激烈地上下跳動。

至無法忍受時，深呼吸換另一隻腳進行，左右來回一次即可。

・第三十六天

在屋外或上下班、散步時，進行停止呼吸的步行訓練，最初目標一百步。

無法持續時，一面步行，一面深呼吸後閉氣，重新開始訓練，反覆兩、三次。

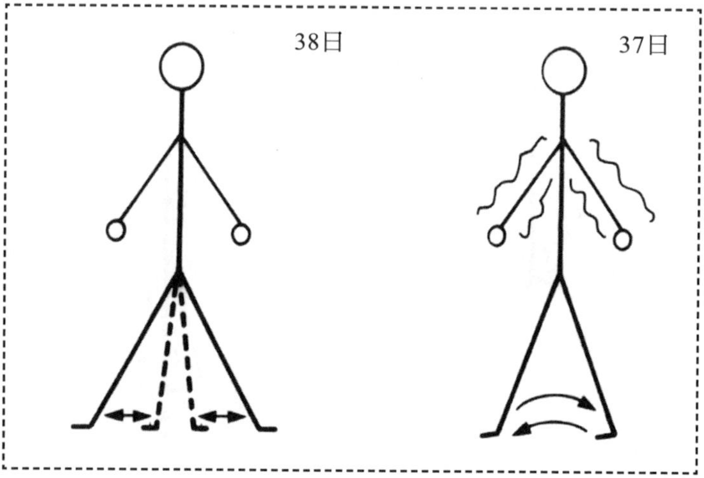

・第三十七天

保持自然輕鬆的立姿，由口中深呼吸後停止呼吸。

放鬆肩部，雙臂垂下，雙腳前後跳躍，雙臂自然配合擺動，做到最大的極限，吐氣後再大大地深呼吸。

此訓練進行一次即可。

・第三十八天

和第三十七天一樣的姿勢，口中吸氣後即閉住。將雙腳向左右盡量張開至最大寬度再收回，雙臂亦略伸出。

此訓練做兩次為準，要注意避免漏氣。

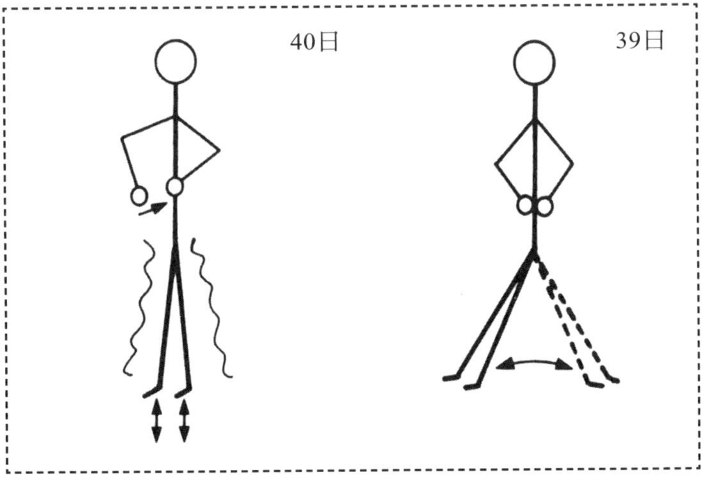

·第三十九天

雙手在身後交叉，雙腳併攏站立。

嘴裡吸氣後即停止，雙腳同時向前後跳躍，一直到不能維持時，方吐氣並大大吸口氣。此訓練做一次即可。

·第四十天

立姿，口中深呼吸後閉氣，一面以腳尖上下急促跳動，一面輕握拳頭，以小指側敲打丹田。

做到不能忍受的程度時吐氣，再用力吸口氣重做一次。

呼吸停止時敲打丹田，是借力呼吸法基本形式之一。

5	20秒
4	10秒
3	15秒
2	10秒
1	20秒

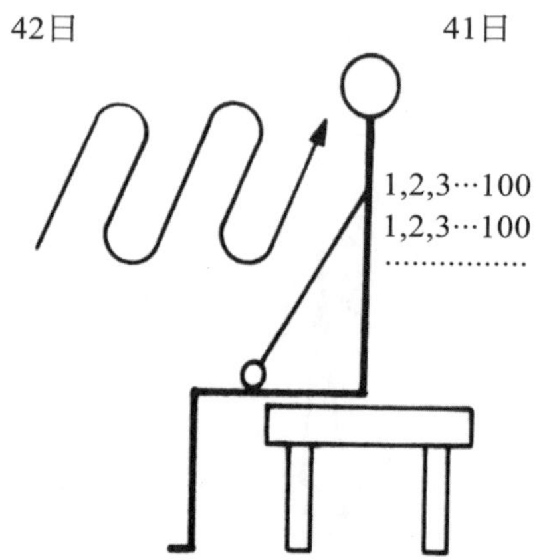

・第四十一天

坐在椅子上，以鼻子緩慢吸氣，腦海裡（不出聲）快速數著1、2、3……，至100時為一段落，數的愈多次愈好，直到無法吸氣時為止，前後做五分鐘。結束後一分鐘計算脈搏次數並紀錄計數的數目。

此訓練為進入借力呼吸法之前所做的坐數法的變形，在往後的呼吸法都必須事先做此項。

・第四十二天

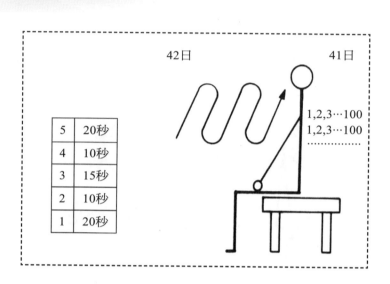

先做昨天所教的變形坐數法，並計算脈搏次數。將自己的呼吸量分為五等分（五個階段），進行呼吸調節訓練，做為日後呼吸法訓練的準備。其做法是每次從

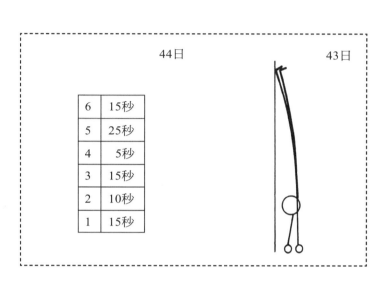

43日

44日

6	15秒
5	25秒
4	5秒
3	15秒
2	10秒
1	15秒

口中迅速吸入五分之一的呼吸量，然後依照二十秒、十秒、十五秒、十秒、二十秒做停止呼吸。一分鐘過後計算脈搏跳動次數，來回進行兩次。

・第四十三天

利用牆壁做倒立姿勢，可採自由呼吸，但最好時間長久些，剛開始以一、兩分鐘為原則。日後還將出現倒立，最好每次把做的時間記錄下來。

・第四十四天

先做變形坐數法，做完後計算一分鐘脈搏跳動次數。今天的呼吸調節訓練分成六階段，最初兩次深呼吸，第三次開始只吸進六分之一，閉氣十五秒。以後順著每

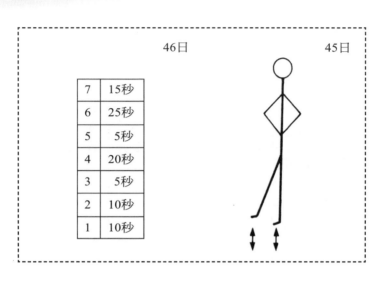

45日

46日

7	15秒
6	25秒
5	5秒
4	20秒
3	5秒
2	10秒
1	10秒

次吸入量六分之一，停止呼吸十秒、十五秒、五秒、二十五秒、十五秒，一分鐘後計算脈搏。

對於第一次練習「百日健康法」者，不一定能完成六段的呼吸調節訓練，但千萬不要因此耗費多日一直練習。

・第四十五天

雙手插腰，雙腳上下跳動。

前面曾以閉氣或吸氣方式進行同樣動作，此次可依自然呼吸方式來做，但時間至少要三分鐘到五分鐘。

・第四十六天

先做變形坐數法，並記下脈搏跳動次數。

這次的呼吸調節訓練，分為七個階段。進行前坐在椅上，將上身向前彎曲，深呼吸兩次，第三次吸入七分之一的呼吸量，接著如圖所示每次停止呼吸數秒。如同前面五階段、六階段，即使無法順利完成，也要依時間停止下來，因為此種訓練和借力呼吸法的目標不同，不必限制非要達到進度的指示。

・第四十七天

與第四十三天相同，以普通呼吸進行倒立姿勢，看看能做多久。

在我的道館裡，練完借力呼吸法的運動，一定接著進行倒立，具有促進血液循環的功用，也是對健康有利的一種簡單訓練法。

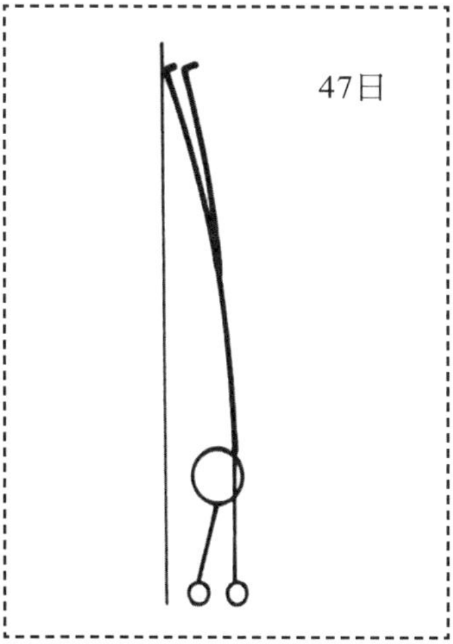

・第四十八天

今天的呼吸調節訓練，已分為八個階段來進行，也就是深呼吸後，每次僅吸入八分之一的氣，並發出「噓！噓」聲，然後依照五秒、十五秒、十秒、五秒、二十

48日

8	20秒
7	10秒
6	5秒
5	20秒
4	5秒
3	10秒
2	15秒
1	5秒

49日

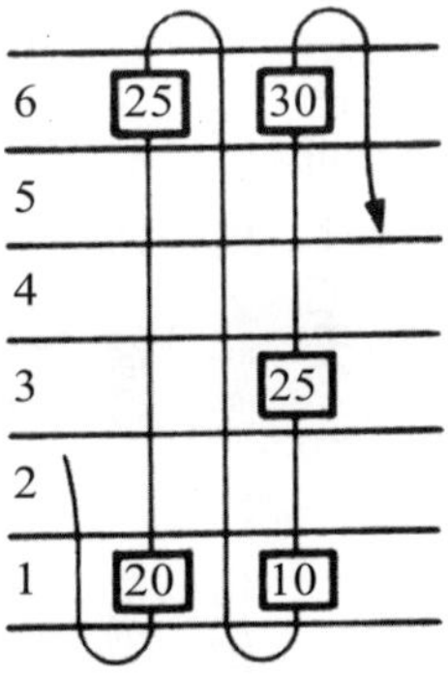

秒、五秒、十秒、二十秒做停止呼吸的練習。

隨著做過的五階段到八階段的呼吸調節訓練，綜合其要領即在呼吸停止時間的長度和呼吸量分成的數個階段。

·第四十九天

從今天起，要開始應用借力呼吸法的訓練。對練習過前面的讀者而言，圖中所示就是早已熟悉的呼吸法進行圖，如此可一目了然全部動作的過程。先吸入六分之一的呼吸量，立即閉氣二十秒；接著以胸部把氣吸滿，停止呼吸二十五秒，把氣全部吐出；再吸入六分之一呼吸量，閉氣十秒；吸入三分之一，閉氣二十五秒；最後

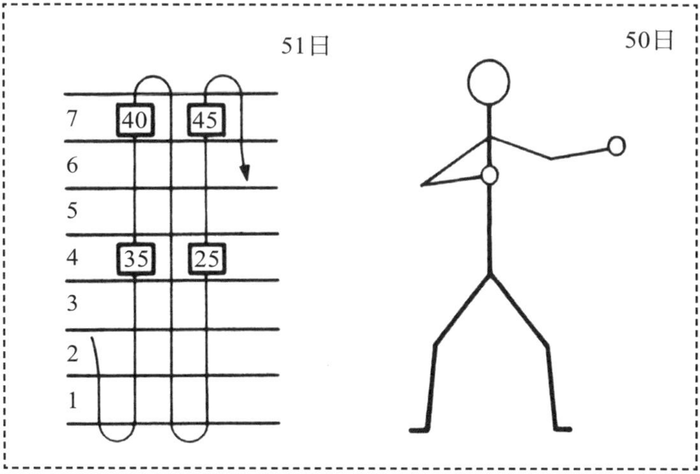

胸部把氣吸滿，閉氣三十秒，然後吐出。

・第五十天（捶胸）

此為借力拳法的一種基礎訓練。

自然站立，以鼻子深呼吸，口中盡量吸氣，發出「噓！噓」聲，吐出二分之一的氣後，即停止呼吸。腰部略微降低，伸出左手，一面「噓！噓」吐氣，一面以右拳捶胸三次，然後換手進行相同動作，具有強化心臟的效果。

・第五十一天

將呼吸量分為七個階段，先吸入七分之四，閉氣三十五秒；接著胸部把氣吸滿，停止呼吸四十秒，而後緩緩吐出。再吸入七分之四，閉氣二十五秒；胸部吸滿

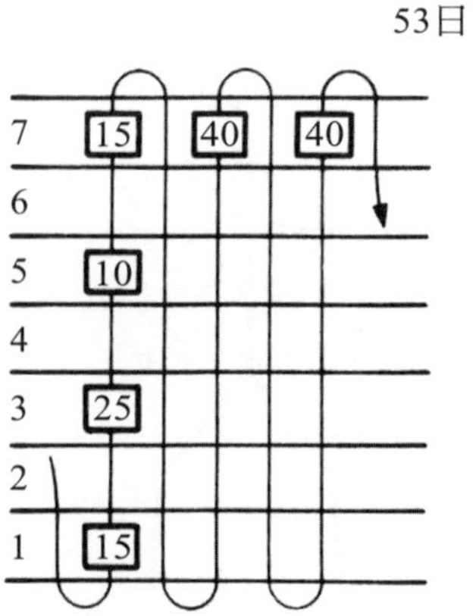

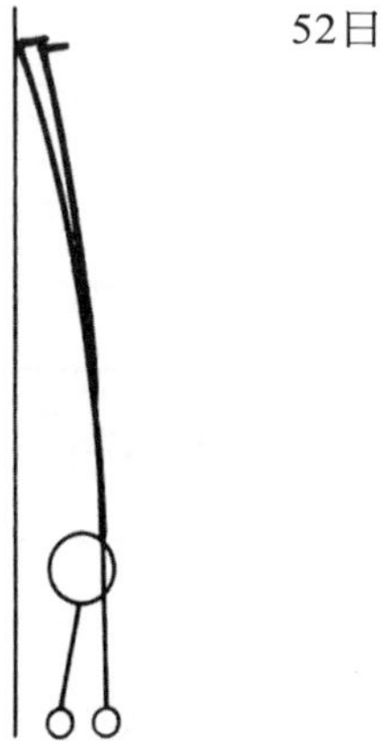

氣，閉住四十五秒後才吐出。

坐在椅上深呼吸三次，開始進行本呼吸法，吸氣時由口中迅速吸入，吐氣時則用五秒左右時間。

・第五十二天

靠牆倒立，時間由兩分、三分、四分逐漸加長，如果做到臉部漲紅、雙臂發抖，訓練一次即可。

・第五十三天

把呼吸量分成七等分，深呼吸三次後吸入七分之一，閉氣十五秒；吸入七分之三，閉氣二十五秒；吸入七分之五，閉氣十秒；然後將氣吸滿胸部，閉氣十五秒。

如進行圖中所示，接下來的兩次閉氣

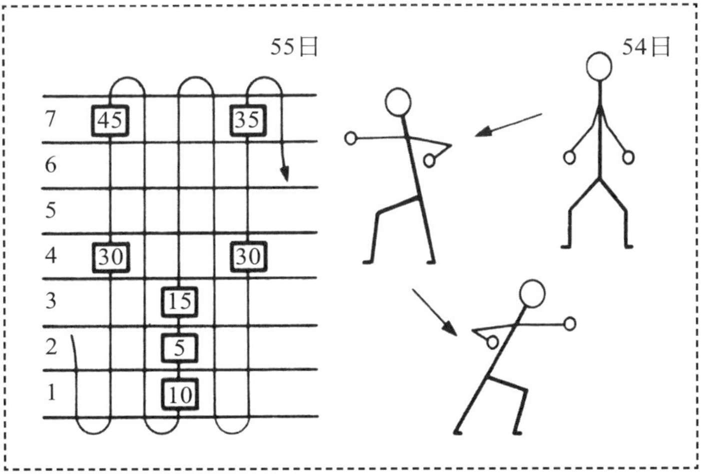

四十秒，中間要夾入兩個圓形山峰，也就是說要先吸入七分滿的呼吸量，再閉氣、吐氣。

·第五十四天（橫推）

先依照上圖降低腰部，自然站立，接著停止呼吸，一面旋轉身體，推出右拳吐氣三次後收回（推與收的動作要迅速）；改變姿勢，左拳依相同要領進行。

此種橫推訓練為借力拳法的基礎訓練之一，應反覆練習幾次。

·第五十五天

本呼吸法分成七段來進行，首先一口氣吸到四段，閉氣三十秒；接著以胸部將氣吸滿後，停止呼吸四十五秒；如果感覺難受，再吸入一口氣才吐出。隨後吸入一段閉氣十秒；吸入二段閉氣五秒；吸入三段閉氣十五秒；至此做個深呼吸，再吸進四段，閉氣三十秒，胸部吸滿氣，閉氣三十五秒後吐出。

在訓練過程中的吸氣、吐氣，不要忘了保持上身前彎的姿勢。

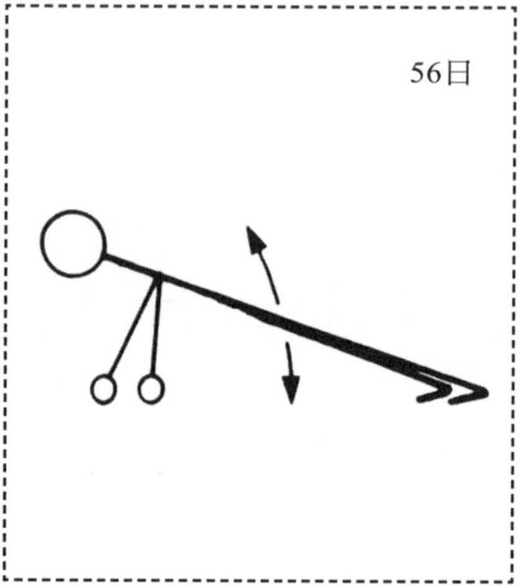

·第五十六天

以伏地挺身姿勢，進行前面曾做過的腰部左右搖擺運動，可用普通呼吸，但至少做一百次；可能的話，做三百次最佳。

·第五十七天

將呼吸量分為七段來施行，坐在椅子上，依進行圖以前面所講的要領來做。

從今天開始，將進行胸部吸滿氣的一連串閉氣訓練，隨著次數增加，時間加長，相對地，難受痛苦的程度也跟著加

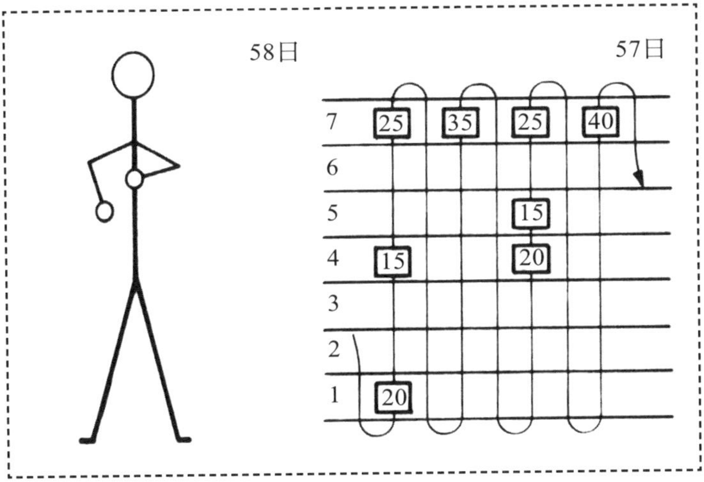

深，希望大家心理要有所準備。最好能時時計算脈搏次數與呼吸停止的時間，以便了解脈搏是否降低，呼吸停止是否變長。

・第五十八天

口中發出「噓！噓」的吸氣聲，接著停止呼吸，用拳頭的小指側有節拍地敲打腹部。

進行時，胳臂自然垂擺，敲打到呼吸不能支持再停止的程度，做一次即可。

・第五十九天

呼吸量分為七段，首先吸入七分之三，閉氣十秒；吸入七分之五，閉氣十五秒；胸部吸滿氣，閉氣三十五秒，然後做一次深呼吸，彎曲上身吐氣；再吸口氣至

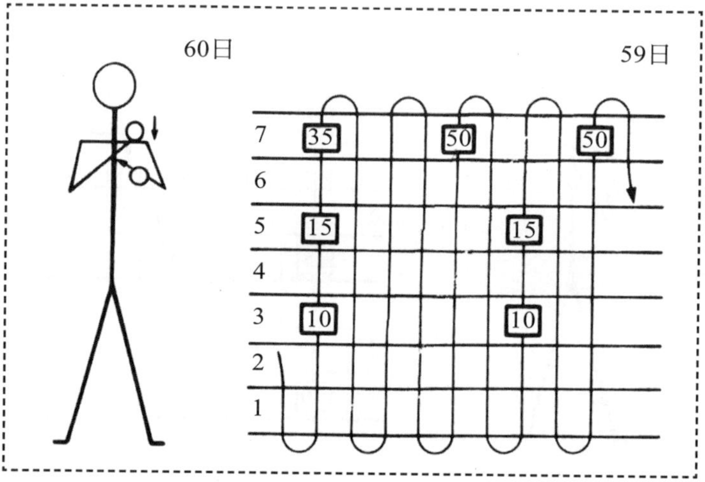

胸部，閉氣五十秒始吐出。接著再吸入七分之三，閉氣十秒；吸入七分之五，閉氣十五秒；做一次深呼吸，胸部吸滿氣，進行第二次的閉氣五十秒。

．第六十天

由口中吸入呼吸量的一半，進行停止呼吸。

將右手置於左肩，左手放在左脇腹側，同時敲打十次後，左右手交換。重複兩次。

．第六十一天

今天進行六階段的呼吸量，將首次出現停止呼吸一分鐘。深呼吸兩次後，吸入三分之二，閉氣三十五秒；胸部吸滿氣，

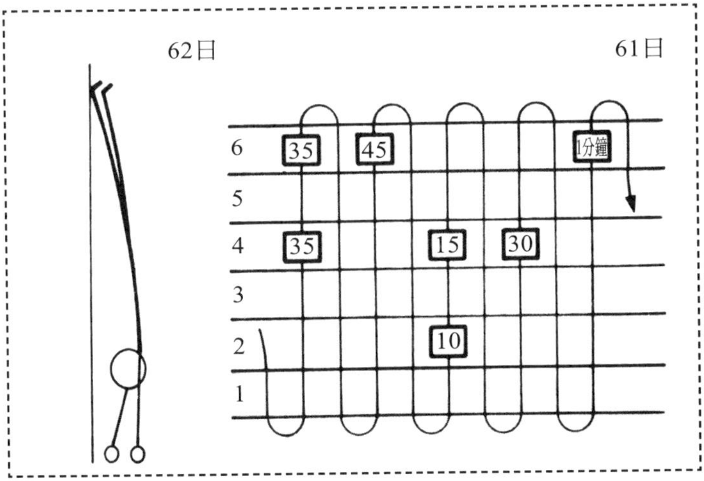

閉氣三十五秒。接著吸一大口，以五秒時間緩緩吐出；再發出「噓！噓」聲，一口氣將胸部吸滿，停止呼吸四十五秒始吐氣。

再吸入三分之一，閉氣十秒；吸入三分之二，閉氣十五秒。接著用力深呼吸吐出，再吸入三分之二，閉氣三十秒；再用力深呼吸後吐出，接下來盡量吸氣，做一分鐘的停止呼吸。

‧第六十二天

以普通呼吸進行倒立訓練，和以前的時間比較，看力氣、神經、心臟強化了多少。

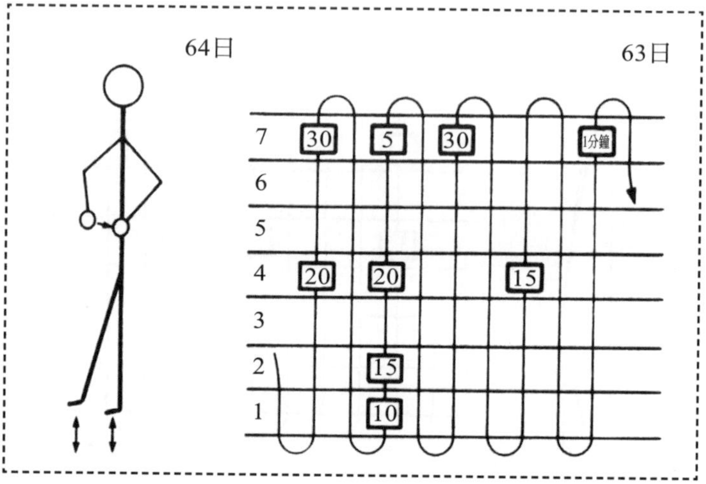

・第六十三天

和十天前比較，今天的訓練會有些困難，也可以說是一項挑戰。首次閱讀本書者，不妨儘量一試，而進入「百日健康法」者，也可藉此確定過去六十二天的訓練成果。

・第六十四天

保持普通呼吸，進行一面跳躍，一面敲打腹部的訓練。

做法要領為先用腳尖輕輕急促地上下跳躍，接著輕輕握拳，放鬆肩膀力量，以小指側敲打丹田五分鐘。

如果配合音樂進行，效果更好。

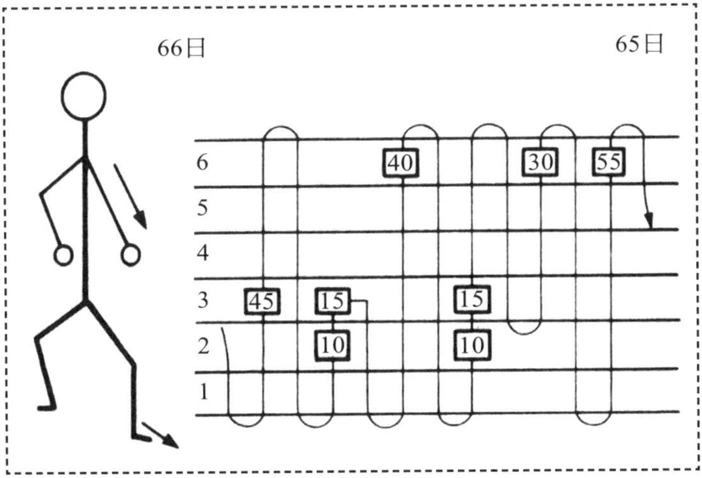

・第六十五天

將呼吸量分為六段，其所需時間比過去為長，以自己能力範圍的極限做一次即可。

要注意進行圖中有彎鉤記號不吸氣、吐氣的部分，或是吐氣後，半途即吸氣的部分。

・第六十六天（前推）

一面深呼吸，一面將腰部降低，依照第五十天「捶胸」、第五十四天「橫推」的要領，伸出手臂，停止呼吸。在腦海裡默數到八十，發出「噓！噓」吐氣聲，用力推出右腳、右拳，再更換為左腳、左拳。

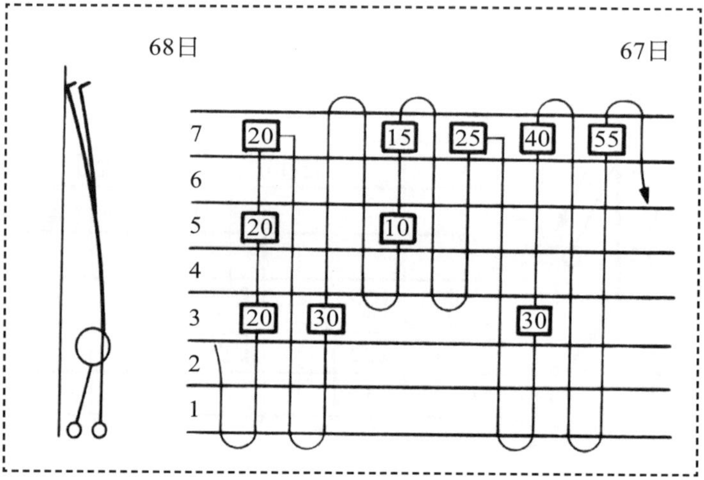

調整呼吸後，由左邊開始進行同樣動作。此為精神拔力的借力拳法之基礎訓陳。

·第六十七天

此呼吸法所需時間約五分鐘。

深呼吸兩次後，吸入七分之三的呼吸量，閉氣二十秒；吸入七分之五，閉氣二十秒；胸部吸滿氣，同樣閉氣二十秒後吐出。再吸入七分之三，閉氣三十秒；胸部吸滿氣，吐出七分之三，立刻再吸入七分之五，閉氣十秒；吸入七分滿，閉氣十五秒；吸口氣吐出七分之三再吸入七分，閉氣二十五秒後吐出。接著吸入七分之三，閉氣三十秒；胸部吸滿氣，閉氣四十

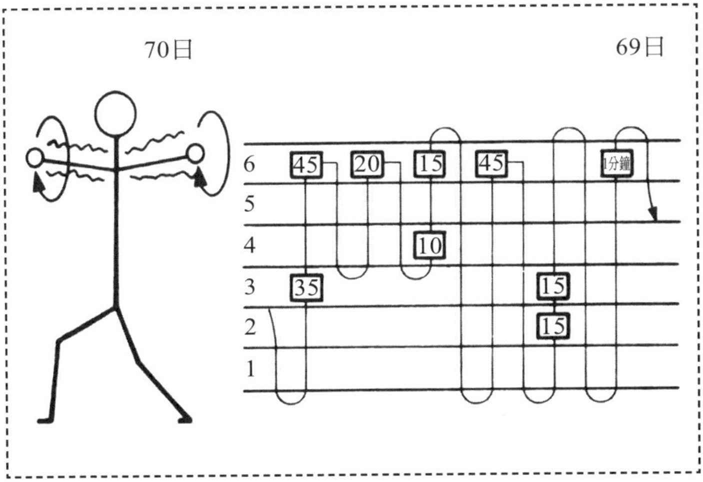

秒；深呼吸一次並吐出，再吸入七分滿，停止呼吸五十五秒。

・第六十八天

深呼吸後停止呼吸做倒立訓練，計算所做的時間，與第四十三天比較一下。

・第六十九天

此呼吸法相當困難，但如果將今天以前的訓練徹底做過一次，可減輕許多。

訓練過程中，注意連續兩次胸部吸滿氣，停止呼吸；隨後吐出一半立即吸氣的動作。吸氣時要迅速，而吐氣時則緩慢。

・第七十天

雙腳前後伸開，腰的重心降低，由口中深呼吸後停止呼吸。

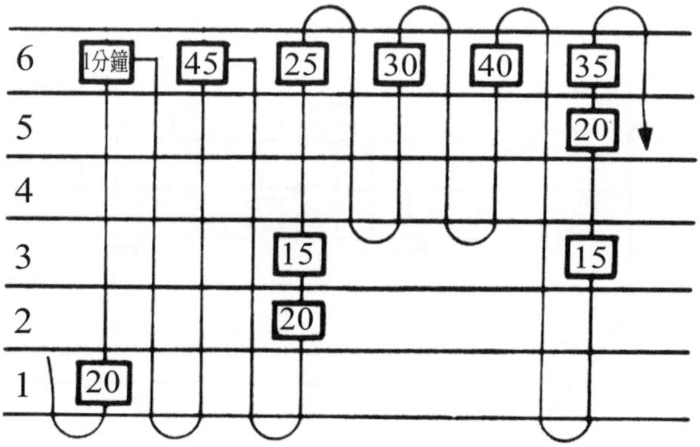

保持左腳前傾姿勢，雙手做急遽的顫動，並用拳頭做畫圓旋轉動作，直到無法忍受時，做一次深呼吸，換右腳前傾，繼續相同動作。左右腳來回做兩次。

・第七十一天

由於一開始就有一分鐘的停止呼吸，加上後半段連續出現吐氣三段即吸氣的動作，因而此呼吸法將很難受。第一次做時不要太勉強，依照進行圖的指示，視自己能力許可而練習。

此訓練其中一個要領是，用意念將吸進的空氣做胸部至腹部間的上下移動，可藉此鍛鍊內臟，並保持長久的閉氣時間。

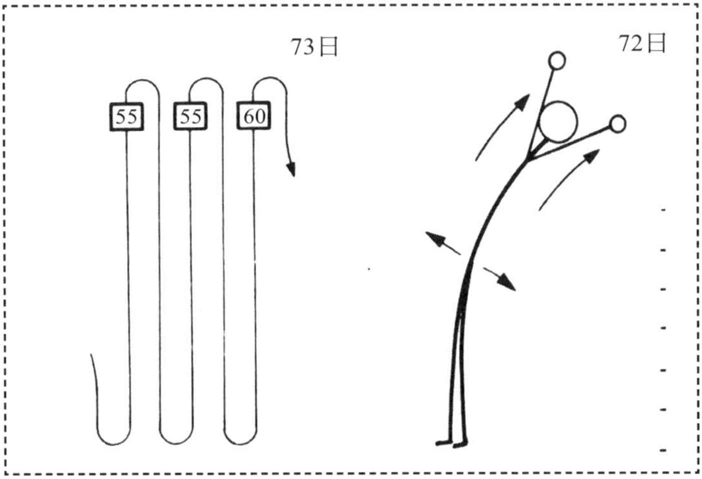

・第七十二天

雙腳略張，口中深呼吸後閉氣。接著一面徐徐吐氣，一面將身體後仰，雙手向後伸出，直達盡頭，同時腰部左右擺動。

將此訓練做兩次，重點在於吐氣時要細長、均勻。

・第七十三天（坐式三度法）

此呼吸法與借力呼吸法的基礎——坐式三度法「差」的呼吸法相同。

坐在椅子上，首先進行五分鐘的坐數法，看看能數多少數目，並於一分鐘後計算脈搏跳動次數，最好至脈搏跳動正常或下降時，再進行第二步呼吸法。

口中深呼吸兩次後，自第三次一口氣

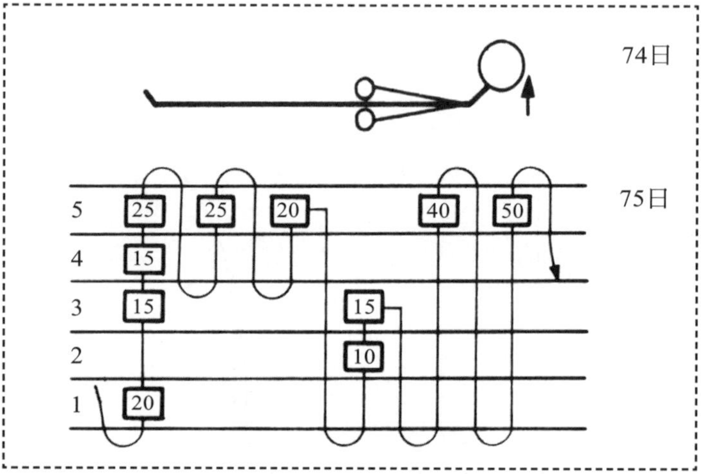

把胸部吸滿，閉氣五十五秒吐出；吸一口氣再閉氣五十五秒後吐出；接著再吸一口氣，停止呼吸一分鐘後乃告完成。

·第七十四天

此訓練以普通呼吸進行即可。仰臥，雙腳併攏，雙手緊貼身側，將頭部盡量抬高，至少做一分鐘，維持兩分鐘更佳。

·第七十五天

本呼吸法的呼吸量分成五段來進行。

依平時坐椅姿勢，深呼吸兩次後，吸入五分之一，閉氣二十秒；吸入五分之三，閉氣十五秒；吸入五分之四，閉氣十五秒；胸部吸滿氣，停止呼吸二十五秒後全部吐出。再吸一口氣，吐出五分之三後

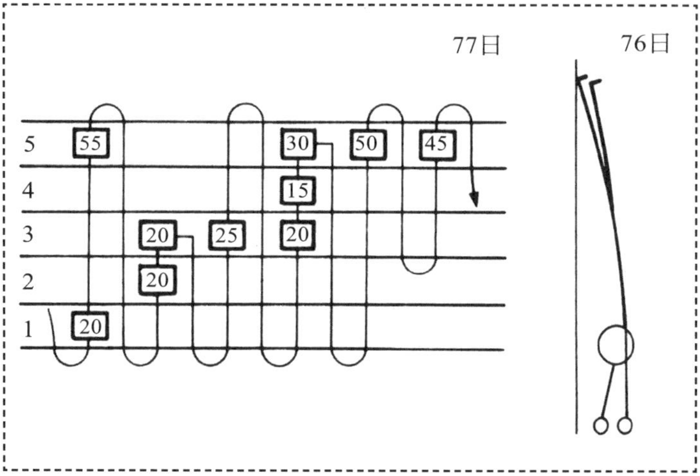

即盡量吸氣，閉氣二十五秒；吸一口氣吐出五分之三，胸部吸滿氣，閉氣二十秒後吐出；吸入五分之二，閉氣十秒；吸入五分之三，閉氣十五秒。

至此時緩緩吐氣，再將胸部吸滿氣，閉氣四十秒；最後再吸入五分滿的呼吸量，閉氣五十秒始吐出。

·第七十六天

以普通呼吸進行倒立姿勢，最好能維持兩、三分鐘。

·第七十七天

將呼吸量分為五段進行，連同深呼吸在內，所需時間大約六分鐘。第一次訓練的人，做一次即可；第二次以後，在早上

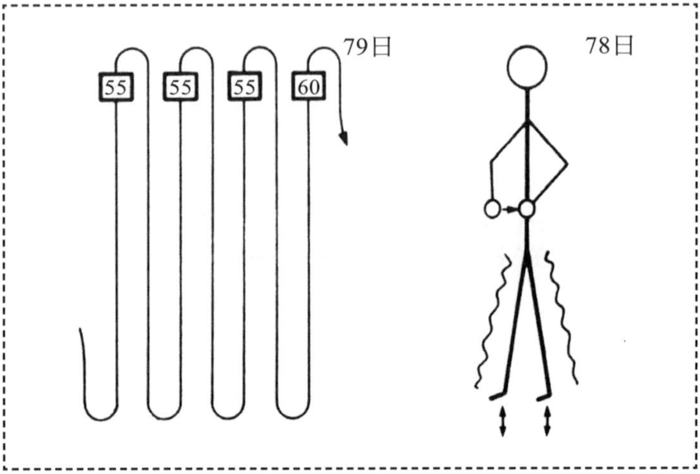

或晚上連續做兩次。

進行時，若無法順利完成，也不必再花多餘時間去訓練。因為「百日健康法」的目標在呼吸法與運動交互進行，以一百天為一套反覆訓練。

·第七十八天

腳尖輕快地上下跳動，同時以左右拳輪流敲打丹田，稱為跳打訓練。敲打時力量要適中，進行三至五分鐘。

·第七十九天

此為借力呼吸法中坐式四度法「差」的呼吸法。先做五分鐘的坐數法，與以前比較所數的數目，一分鐘後測量脈搏。

深呼吸兩次後，一口氣將胸部吸滿，

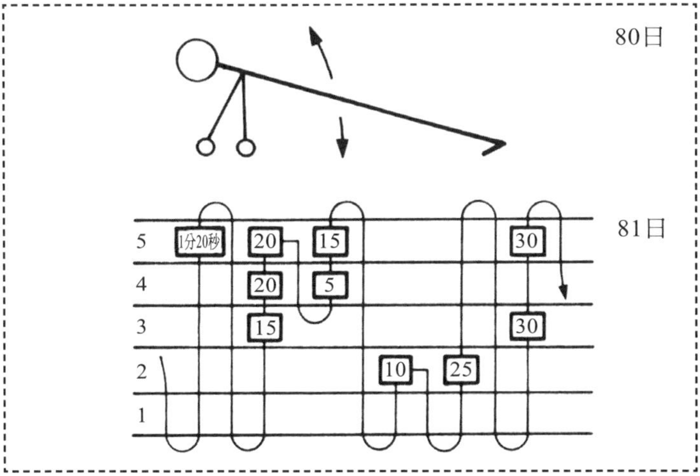

即閉氣五十五秒，連續進行三次，至第四次閉氣一分鐘始吐出。

·第八十天

以伏地挺身姿勢，做腰部左右搖擺運動。可保持普通呼吸，至少做一百次，直到無法繼續的程度，同時一面數數目。

對於運動中所耗的時間、所數的數目，以及中途被迫停止所做的次數，都最好做個紀錄。

·第八十一天

把呼吸量分為五階段進行，依照進行圖的指示切實去做，要注意訓練當中的漏氣、令人難過的空氣上下運動、吸氣與吐氣間的份量等等情形。

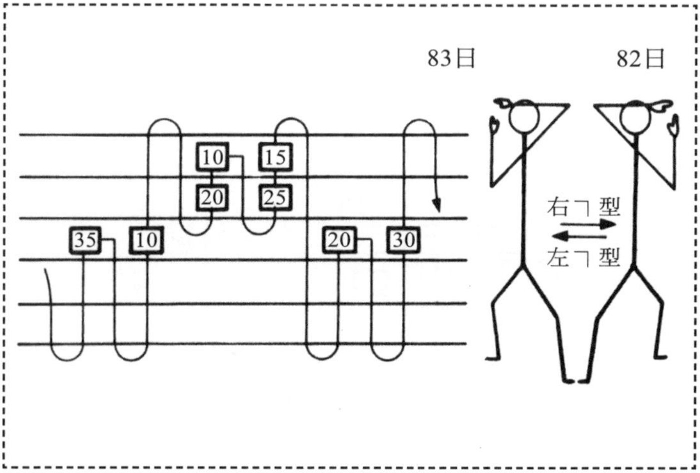

・第八十二天（ㄱ型的胳臂型）

借力拳法有八種胳臂型式，ㄱ型為其中一種，它是利用雙臂迅速活動，做為攻擊或防禦，同時藉此訓練神經的運動。

如上圖，將左腳往前跨出，胳臂成「ㄱ型」（即左臂在上）；接著以右腳向前跨出，做右邊的ㄱ型，再回到左邊的ㄱ型，變換動作要迅速。

此動作熟練後，可配合停止呼吸一面訓練動作，連續做十分鐘。

・第八十三天

呼吸量分成五個階段的呼吸法，必須注意吸入五分之三或由五分之三開始呼吸的方法，然後一面配合進行圖訓練。

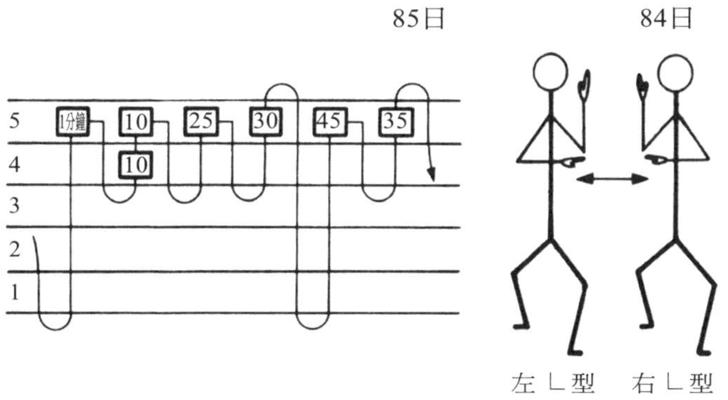

・第八十四天（∟型的胳臂型式）

此為借力拳法第二種胳臂型式。先將左腳前伸，豎起左手，右手平舉，即為左∟型，如同空手道姿勢。接著迅速交換左右手臂動作，腳的位置不變，成為右∟型。

左右∟型輪流進行，速度逐漸增快，並加入「嗬！嘿」喊聲，或配合停止呼吸，連續做十分鐘左右。

・第八十五天

今天將再出現吐氣五分之三，立即吸氣的部分，進行中不要只注意閉氣時間，而忽略了呼吸量或吐氣的指示。

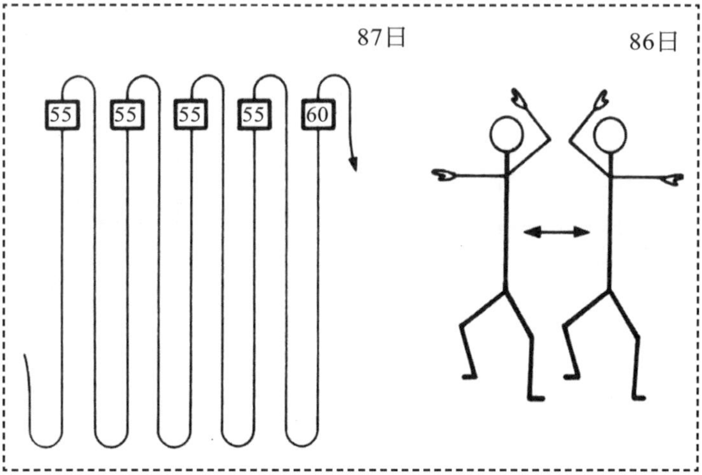

・第八十六天（匸型的胳臂型式）

今天進行第三種借力拳法的匸型胳臂型式。腰部降低，左腳前跨，將左手舉在頭上，右手朝右方平伸，接著如上圖，左右手對調。

進行對調動作時，速度盡量加快，熟練後，可一面加入喊聲或一面配合停止呼吸，連續做十分鐘左右。

・第八十七天

此為借力呼吸法坐式五度法「差」的呼吸法，增加了一次五十五秒的停止呼吸，做法要領與前面做過的三度法、四度法相同。

但進行前，不要忘了先做坐數法。

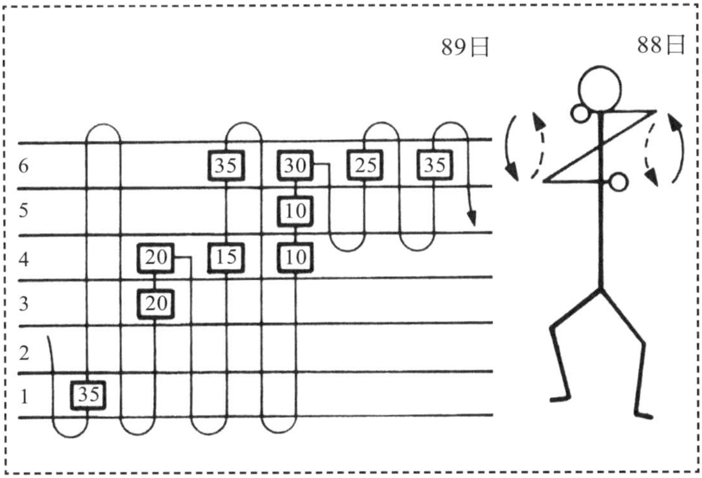

・第八十八天（己型的胳臂型式）

己型是借力拳法第四種胳臂型式，與前三種不同的是，雙手要捏成拳頭，一手擺在下巴，另一手置於腹部，雙手像風車般在身體前面由前向後、由後向前旋轉。

訓練時左右腳輪流跨出，手的旋轉速度愈來愈快，同樣地，將此動作練熟後，持續十分鐘左右，習慣以後，可配合停止呼吸訓練。

・第八十九天

遵守進行圖的指示，將呼吸量分成六階段，依照前面要領，努力練習到最後一刻。

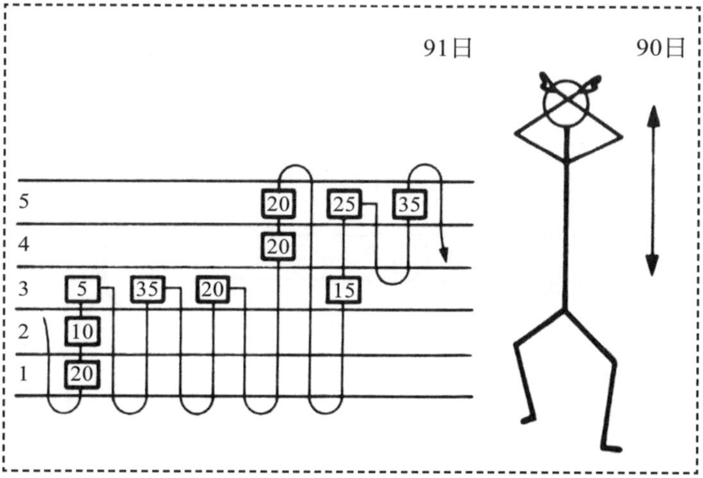

·第九十天（口型的胳臂型式）

此為第五種胳臂型的口型訓練。首先跨出左腳，腰部放低，雙手在胸前交叉，左手在上，口中深吸一口氣即閉氣。接著，一面徐徐吐氣，一面迅速把雙手舉到臉前，再吐氣，雙手交叉置於腰部。

依前述要領，徐徐吐氣做上下運動，直到呼吸感覺困難為止，最好能做到一百次以上，並以左右腳交換進行十分鐘。

·第九十一天

將呼吸量分為五段進行，所需時間大約四分鐘。

要注意訓練時的問題，不僅在閉氣時間的長短，還包括每天呼吸停止的秒數，

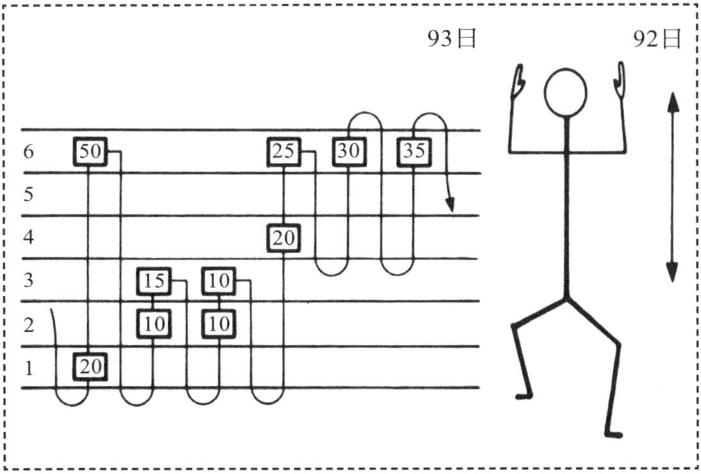

或呼氣、吐氣量、或吐氣、吸氣的方法，如此加以變化，始能刺激腦部與身體。

・第九十二天（凵型的胳臂型式）

今天進行第六種胳臂訓練，稱為凵型。將腰部重心降低，左腳前伸，雙手舉成凵字型放在身體前側，口中深呼吸後閉氣。

隨後，如上圖將雙手迅速移至頭上，再朝下移至腰部，如此反覆地上下運動，至呼吸困難，無法持續時，做一次深呼吸，換右腳前伸繼續相同動作。

・第九十三天

依照進行圖，將呼吸量分為六段，從頭到尾努力做一次。由於九十幾天的訓練

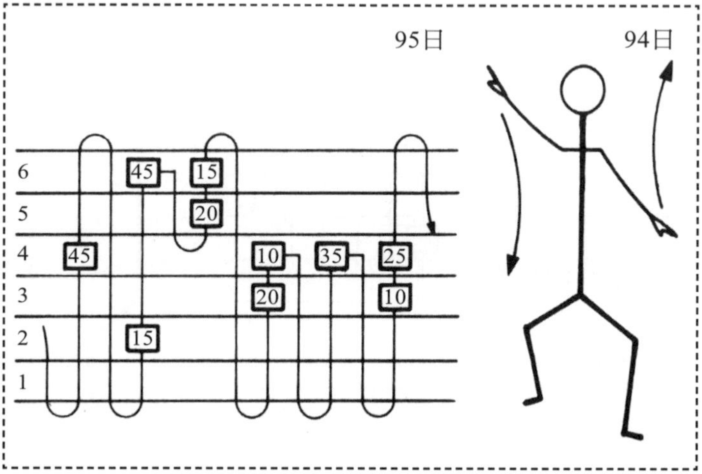

後，肺活量已增大許多，按理說不會感到太困難。

・第九十四天（人型的胳臂型式）

人型的胳臂型式，屬於借力拳法第七種胳臂型的訓練。如上圖，一手指天，一手指地，雙手上下移動。應將手掌朝外，胳臂略朝內彎。

進行時保持普通呼吸，以左右腳輪流前伸，各做一百次以上，停止呼吸時亦同。如果以普通呼吸做到一千次以上，並且保持速度不減慢，將可打破啤酒瓶。

・第九十五天

這是相當困難的六階段呼吸法，幾乎沒有人能在第一次順利完成；但在過去的

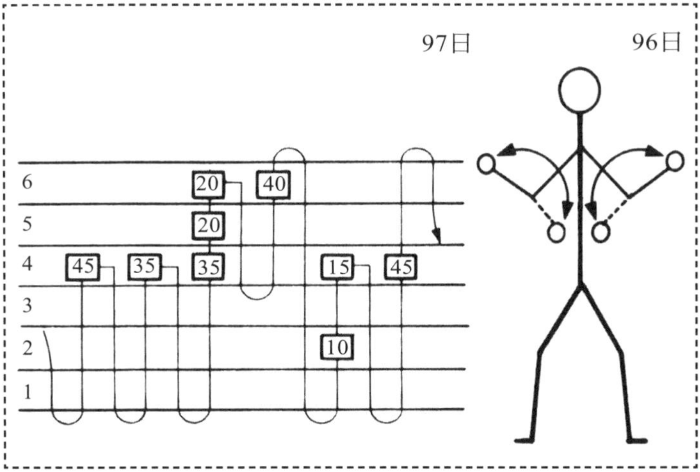

九十四天中，按部就班地訓練，將使困難降低許多。進行時可以手指捏住鼻子，防止漏氣。感覺難受時，用意念做空氣上下運動，直到完成。

·第九十六天（O型的胳臂型式）

此為借力拳法最後一種胳臂型訓練。將兩腳張開，降低腰部，雙手朝下握拳，置於身體前。然後，將雙手朝內旋轉，至手臂朝上為止；也就是使拳頭如畫圓型般，由內朝外、由外朝內用力旋轉。將此動作練熟後，以停止呼吸訓練。

·第九十七天

今天將呼吸量分為六段進行。關於呼吸量或呼吸的方法，以及呼吸困難時保持

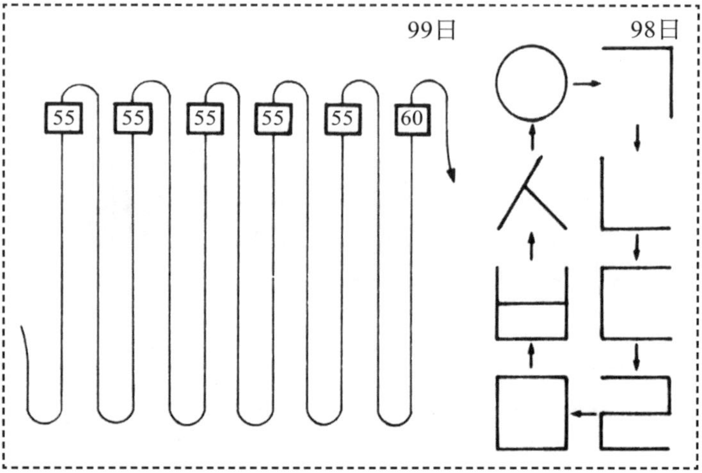

呼吸的要領，我們都已全部學過，所以請大家依舊按照進行圖的指示，從頭到尾用心地做一次。

・第九十八天

把過去所做的ㄱ、ㄴ、ㄷ、己、□、ㅂ、人及○型八種胳臂型式的訓練，連續做一次即可。

進行中，需注意胳臂的速度及力量，並保持正確的姿勢。同樣地，先以普通呼吸做完後，再以停止呼吸方式訓練，但因今天是胳臂型的最後一天訓練，可給予充分的時間。

・第九十九天

此為借力呼吸法坐式六度法「差」的

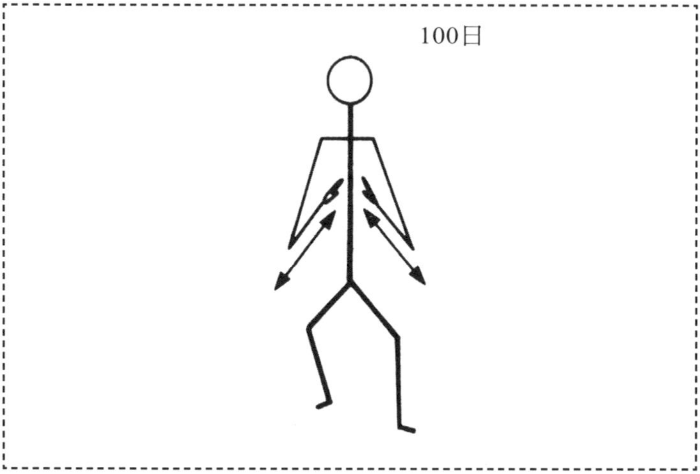

呼吸法，有五次停止呼吸五十五秒，最後是一分鐘的停止呼吸。進行前，先做坐數法的訓練，至於深呼吸的動作，應當隨著上身前彎或提起而進行緩慢的深呼吸。

・第一百天

將左腳往前跨出，重心降低，雙手如上圖的彎曲姿勢，擺在腰旁，以嘴巴深呼吸後即閉氣。

接著以雙手迅速用力地前後擺動，直到呼吸困難，深呼吸一次，換右腳前伸做相同的訓練。最初只能做停止呼吸一分三十秒的人，應仔細用心地再做左右的交換訓練，可以慢慢增加到三、四分鐘。

因時因地的各種健康法

除了以上的「借力百日健康法」，還有其它的健康法，可以在平常施行。下面就向各位介紹依不同的時間、地點、配合呼吸法的簡單運動。

・汽車中的健康法

對於駕車中感覺疲勞或昏昏欲睡時，最適合做此種健康法。

將車子停在路旁，坐位不變，雙腳併攏往前伸，由口裡深呼吸後閉氣；接著口中發出「噓！噓」聲徐徐吐氣，腦子裡數著1、2、3、4、5、6，雙腳用力一直往前伸出，做到呼吸困難時，深呼吸一次再繼續做，反覆兩、三次，即可消除疲勞及睡意。假如經常練習，可防止腿、腰部位的衰退及老化。

・利用桌子的健康法

先把雙肘立在桌上，以鼻子吸進呼吸量的八分後閉氣，將重量移至雙肘並逐漸用力，待呼吸困難為止；深呼吸一次繼續進行，將此訓練重複兩、三次，尤其適合工作或讀書感到疲倦時實施。

·巴士中的健康法

雙手攀住巴士的吊環或扶手，以鼻子吸入一半的呼吸量，即停止呼吸。慢慢加重雙臂的力量，鼻子配合深呼吸；如不能用雙手同時做，可以左、右手輪流進行，反覆兩、三次，精神立即煥發有光彩。

·浴室中的健康法

洗澡前，先由口中吸進八分氣後閉氣，再進入浴缸中，隨後發出「噓！噓」聲，由口中花費數分鐘徐徐吐氣，無法忍受時做深呼吸，如此訓練兩次。

·跑步的健康法

放鬆肩膀，胳臂垂下，以連跑帶跳方式，一面以鼻子緩慢吸氣，中間加入深呼吸，進行兩、三次，是一種很好的健康法。

·餐前的健康法

坐在餐桌前，以鼻子徐徐地吸氣，至胸部吸滿時閉氣，只要片刻時間。如此在餐前養成閉氣的習慣，不但能增加食慾，並可促進胃的功能，幫助消化。

2. 集中意識的腦力開發法

「頭腦清明」，提高集中力

借力百日健康法的首要目的，雖在增進健康與體力的訓練，其實對腦力亦有良好的效果。或許百日健康法比不上以借力呼吸法為基礎的借力訓練，但它與一般的健康法也有很大的差異。例如集中力的提高，就是較先顯露的效果之一。

據說，一個人通常不能對同一事物思考五分鐘以上。這說明了我們的腦，屬於雜念混亂的性質，如果想用精神或意志力來消除這些雜念、焦慮、任性，是不太可能的。其原因為腦電子的流動混亂，即中腦電子的反應不順暢，也就是說問題出在腦的性能。

將百日健康法反覆進行的過程中，可增加全身細胞的活力，使腦細胞的連接構造趨於柔軟，變得「清澈、明亮」。

所謂「冥想法」，即為暫時獲致「頭腦清明」的一種訓練，但借力是由腦細胞的結合方法加以變化，因此，可以得到持續長久的「頭腦清明」。

如此一來，當我們集中意識，自動發射出來的腦電子就可以順利流通，使集中度加深變長。所以，「頭腦清明」的集中力，可提高思考力、判斷力、決斷力和行動力。

強有力的腦電子使記憶力顯著增加

因腦電子強而有力的流動，提高了精素充電力，才使借力增強了腦力效果，不僅提高集中力，連記憶力也顯著地增加了。

或許有人要問：即使頭腦再差，為什麼仍有喜怒哀樂的記憶經驗？

其理由是因為瞬間流過的強力電子，輸入腦部的記憶回路，所以即使記憶力很差，也有現象發生，就好像突然遇到火災，平常軟弱無力者也會發揮意想不到的力量。這說明了只要人的身體條件完整，隨時可將腦力的結構發揮出來。

前面說過，記憶力的增加是因為經常有強力的電力流過，但還需提高腦（中腦的生態細胞）的精素充電力，始能達成。

以增強體力為第一目的的百日健康法，即逐漸將此效果呈現出來，尤其是呼吸法與神經訓練，經常超越腦力的界限（超能力），雖然有許多困難，即由此開發了日常所需的記憶力與集中力。

第五章

極需靠「借力」救助的現代

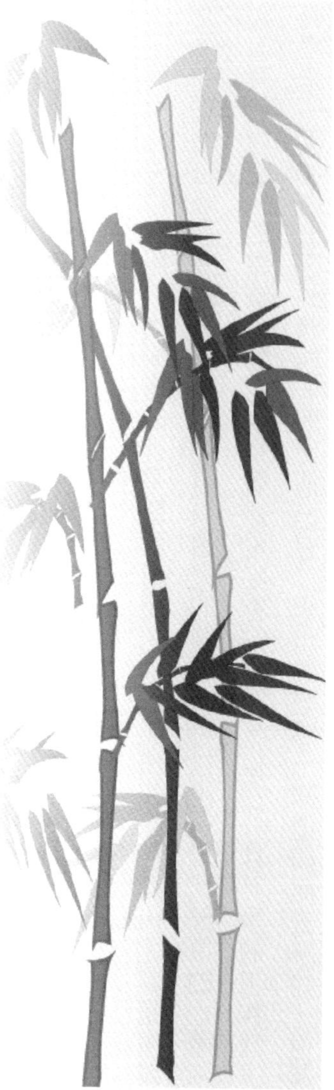

1. 堅強地活在充滿緊張的社會中

緊張情緒最後會縮短一個人的壽命

在前面曾把借力效果具體的訓練方法，以許多篇幅來討論，至於在本書最後的章節中，將從各種角度來說明，借力將成為世人日益需要的健康法。

首先要提出的是，對人體而言，現代為一個最惡劣的環境。慢跑、爵士舞、自然食品、維他命等等，已引起舉世維持健康的熱潮。反過來說，現代是一個如此不健康的時代。

其中，帶給身體最大禍害的就是緊張情緒，以致無法戒除菸酒。尤其是複雜工作所造成的緊張情緒，極易消耗掉一個人的神經，可以說是現代健康的大敵。

有位電視台的導演，雖然從事著非常吃香的職業，但在分秒必爭的工作裡，幾乎是一直持續緊張的狀態。即使他已有二十年的經驗，知道如何去解除，但還是患了胃潰瘍，而且發生了兩次。第二次復發時，醫生宣佈必須割除三分之二的胃，面對「該選擇工作或身體」的情形下，他煩惱了一陣子，最後，毅然決然地選擇了身體，將工作辭掉。

這是一個由緊張情緒損害健康，並奪取工作的實例，不過，它們只屬於表面的結果，事實上，緊張情緒到後來是會縮短人的壽命。

醫學上說過「人體的老化從血管的老化開始」，而血管老化為動脈硬化時最大原因，也就是緊張情緒。

一位醫師指出。動脈硬化的原因有下列四點：

①由緊張或興奮造成的緊張情緒。

②高血壓或糖尿病。

③飲食生活不加以節制（攝取含有過多膽固醇的食品）。

④抽菸或喝咖啡過量。

但是，我們看四十歲以上中年人，由於動脈硬化、腦中風或心肌梗塞引起致命的成人病原因，大多不是來自第②項以下的緣故，可見最大的原因還是在緊張情緒。

考慮這些情況時，應該明確自覺到，平常的緊張情緒消除法或健康法，並不能對付此症狀。就像從事激烈運動以便流出大量的汗，或出外旅行轉換情緒，雖有益健康，但不過是聊勝於無的輕微益處。

通常所採取的消除法或健康法，僅為急救處置或對症療法而已，那麼，到底什麼才是根本療法呢？就是被身體恢復自然狀況。

說起來現代人，其實好比動物園裡的動物，這個比喻或許不太文雅，但我絕非是諷刺的心理，我的意思是，現代人在本質上已經脫離自然。

世間一般的消除法或健康法，相當於在獸欄中栽植許多樹木或是偶爾帶動物至寬闊場所運動，使它習慣於動物園的生活。習慣的結果又如何呢？雖然能避免在獸欄前來回踱步的病態行為，但比起野性、自然的生活，體力已呈明顯的衰退，動物的本能亦同。

如此看來，現代人是多麼衰弱地存在著！其問題是在如何讓身體恢復自然。換句話說，現代人不僅缺乏健康與體力，而且生命力從根本衰退。

借力能強化正在衰退的生命力

這種現象，並非現在才開始有，若擴大觀點來看，遠從人類祖先獲得智能時即已開始。

從人類獲得智能那一刻起，就遠離了自然，同時也遠離了生命力。由另一方面來說，由於有了智能，其它動物將無法再與人類為敵，因此獲得安全，且獲致生存所需的充分食物。

像這樣，身體的安全及食物有了保障，其結果可從動物園裡的動物看出，生命力隨著它的需要降低而衰退。但是，我們也無法因此回到野性、自然的生活，即使形式上回到野性生活，也不能再回復生命力。「借力」遂在此種情形下，有了效勞的機會。

對於生活在現代緊張情緒的社會中，借力正是讓身體恢復自然的最佳方法。雖然說生命力正在衰退，但所幸並未完全消失，如今，我們仍會在睡眠中將屬於生命力根源的精素予以充電，並於白天予以放電而生存。所謂生命力，即為精素的充電能力，唯有借力始能強化之。

2. 在高齡化的社會做個永遠的年輕人

重新評估長壽的意義

本來平均壽命只是一種數字的魔術，關於此點，一位醫生的答覆如下。

「近幾年，人類的平均壽命正急速地提高，但是歸納它的原因，可以發現第一個原因是嬰兒的死亡率激減，第二個原因是醫學進步，使死亡率降低。」

這段話說明了平均壽命是人工的產物，因此即使生命力強，也不能代表人類的平均壽命增長。極端地說，不過是靠醫學在拼命增加壽命罷了！有一個典型的例子，就是植物人，雖然醫學能延後他的死亡，卻無法給予生命力。

事實上，在我們身邊即有不少躺在床上無法移動的老人，靠著醫藥治療來維持生命，除此之外別無他法。我們也可以常常見到，纏綿病榻的老人自殺的報導，所以，現代人應該重新評估長壽的真正意義。

首先，提出一個問題，「現代人的壽命是否真比過去延長？」——答案是否定。如果不從平均壽命，而由最高年齡來看，現代人其實比過去的人短命。

如果進一步追溯歷史，翻開一些不太可靠的長壽者紀錄，尚有彭祖八百歲，達摩兩百八十歲，日本安麻呂六百四十歲，武內宿禰三百零七歲的記載。再看《聖經》所記載的亞當九百三十歲、諾亞九百五十歲，真令人感到疑惑。

過去的紀錄雖不甚可靠，但我們絕不能說，現代人類的壽命，遠比過去驚人，事實上只是高齡者比率增加了。

做為高齡化社會的典範

那麼，今後將變成什麼樣子呢？從每年一百歲以上的高齡者確實在升高來看，今後平均壽命延長的說法幾乎不會錯。在不久的將來，必能實現七、八十歲稱為中年，超過一百歲始稱為高齡者的時代。

醫學界甚至有人揚言，由於飲食生活愈來愈豐富，醫學技術愈來愈發達，距離平均壽命一百歲、最高年齡一百五十歲的時代已不遠！

但是，僅有壽命延長又如何呢？

假使活到一百五十歲，那是相當於現代的兩個人生，但如果後半人生裡卻幾乎像個癱瘓的病人活著，勢必對長壽感到厭倦，而相繼發生自殺現象。

我願意大聲地說，人類本來就具有活到一百歲、兩百歲的能力，借力即能強化這種人體根源的能量，直到死去前依然充滿精力。

所以，借力訓練者必成為高齡化社會的典範。

3. 建立不受癌症侵襲的體質

為什麼會發生癌症

在上一節曾思考過高齡化社會的長壽問題，而阻止現代人長壽的最大病症是癌症。不久前，人死亡原因排名第一位的還是腦中風，第二位是癌症，第三位是心肌梗塞，但最近的報告中卻發現，第一位和第二位的次序已經對調。

我們已知腦中風或心肌梗塞的原因在於動脈硬化，而且知道動脈硬化是由緊張情緒、高血壓、糖尿病或有害的飲食（例如含膽固醇的食品、香菸、咖啡）引起，可做若干程度的預防效果。同時，由於CT SCANNER（超音波斷層掃描裝置）等尖端的醫療機器問市，而挽救了瀕臨死亡邊緣的患者。

但是，對於癌症至今仍不知發生原因，而治療法方面，也沒有決定性的有利措施。雖然大聲呼籲「早期發現，早期治療」，但癌症的死亡率年年上升，已為不爭的事實。

在這種情形下，你是否深切期待著，開發出治療癌症的特效藥或治療法的日子來臨？如果你的答案為「是」，表示你還未患癌症以前，即可能已被擊垮。因為你對自己的身體沒有信心，事實上，你的身體具有靠借力來預防或防止癌症的能力。

究竟癌症屬於何種疾病呢？

依據「借力」理論，發生癌症的原因為精素能量供給不足。當靠神經傳達而流動的精素，因某種原因受到阻礙，原來正常的細胞，即突然變成癌細胞。

因為被切斷供應精素來源的細胞，為求生存下去，就開始奪取其它細胞的精素。像這樣細胞要獨立生存，乃由於每一個細胞之中藏有生存意願（即宇宙力量）。在生物學的領域中，對於從一個人類的細胞形成一個人的理論，據說是可能的。這也就是說每一個細胞皆含有獨立的生命，因此一旦精素的供給被切斷，就會產生暴亂。

如此狂暴化的細胞，將陸續增加伙伴而增殖為癌細胞，相當於寄生在肉體這棵樹木上的蕈類。

欲殺死這些一旦增殖的細胞很難，但若靠借力增強從腦部放電出來的精素能量，即可預防癌症。然而更重要的還是面對癌症居於難症榜首的今天，建立不被癌症侵襲的體質，才是我們應該採取的最好計策。

預防是最佳的治療

關於能夠預防癌症的借力效果，我曾和醫生交談過，他在回答時極為慎重。

「雖然你一再說明借力能治療癌症，但從醫生的立場而言，是不能輕易相信的。」

「我並沒有說能夠治療，而是加以預防。」

「假使真有此事，那也是很了不起的一件事。以現階段來說，醫學界也只能有信心地主張『早期發現，早期治療』而已。」

「我覺得應該採取更積極的攻勢，否則等到一旦染上癌症，一切都已來不及了。」

「你說的不錯，預防才是最佳的治療方法。」

「假如把採取攻勢的『借力』與注重防守的醫學合併使用，癌症是沒什麼好怕的。」

「總之，關於癌症不明瞭的事情還很多，像我大學時代的一位同學，是專門研究癌症的，就說過有一位原來認為活不到三個月，而放棄治療的胃癌患者，居然在停止治療一年後痊癒。」

「這是因為人體內，具有連癌症都能治療的力量，要把這種力量發揮出來，就是借力的使命。」

接著，我們又繼續談論到人體所具備的自然治癒力。我們一致認為，人體內具有醫藥所不能及的治癒力。

我們常聽到「醫生不知養生」，但這位醫生卻與我相同，從生下後就未看過病。或許這就是由於自然治癒力很強盛，發揮了預防力，使疾病無法接近。

在沒有醫藥、醫生的古代，人類就是單憑自然治癒力抵抗疾病侵犯，但自從出現醫藥這種方便東西，自然治癒力便失去效勞的機會，如今已成為完全不可靠之物。因為，東西長久不用會退化，為自然的道理。

如此完全變弱的自然治癒力，別說癌症，連普通的感冒都已無法治癒。但是靠借力來整頓體內的紊亂情形時，則可強化自然治癒力，不僅能預防癌症，若為早期發現，甚至可治療。

不管如何，處於癌症猖獗的時代，「先下手為強」方為上上策，而在期待特效藥來臨前，更應先建立不會發生癌症的體質。

4. 以「強有力的頭腦」領先時代

只能處理常識範圍的「好頭腦」仍嫌不夠

假如你身為一企業界首腦，在今後的時代，強有力的身體及頭腦缺一不可，頭腦尤其重要。然而只有優秀的頭腦，也是無法在社會中立足。

被稱為資訊化社會的今日，人類的頭腦更加被嚴酷地使用，此時所需要的，並非是只在常識範圍內處理工作的「好頭腦」，而是能夠自由發揮，經得起緊張感的「強有力的頭腦」。

這種強有力的頭腦，平常可透過工作鍛鍊而成，但因天生的資質影響很大，並非任何人都能獲得。可是，我保證每個人都可以靠借力使頭腦更強而有力。

這裡，我們把「好頭腦」與「強有力的頭腦」重新加以比較。

所謂「好頭腦」，既僵硬又脆弱，雖然擅長理論的思考，但缺乏對狀況變化

「隨機應變」的能力，所以容易在時代的潮流中落伍。同時，又因過於拘泥常識的範圍，無法發揮奔馳的想像力，反而易受緊張情緒的影響，產生麻痺現象。

反之，「強有力的頭腦」是富於柔軟且堅韌的頭腦，不僅能從事邏輯的思考，又可自由發揮想像力，並且能將緊張情緒吸收起來，而不容易產生麻痺。

俗語說「以柔克剛」，正適於說明頭腦質量的真理。因為強有力的頭腦擁有好頭腦無法仿效的彈性，而借力就是以此「柔」做為目標。

「柔軟而堅韌」一言以蔽之，就是代表著「強韌」，也就是借力帶給人體「生橡膠效果」共通的特徵。普通情況下，一個頭腦很難同時具備理論的思考與自由的想像，但對於左腦力量降低的頭腦來說，這是能夠辦到的。

強有力的頭腦使反應變得靈活

在此要指出的是，強有力的頭腦能幫助你在工作方面的反應趨向靈活、輕盈，亦即能預測未來，並明瞭現在工作的意義，自然能使反應動作變得靈活。

一旦反應動作靈活起來，則可看清處理一件工作有多少種方法，而通常一個反應遲鈍者，只會墨守一種做法，遇到了障礙立刻陷於進退維谷之間。但是，反應動作靈活者，看到的是工作成就的最終目的，時時準備嘗試各種有效的方法，因此不會出現前述的窘狀。

依我看來，現代有能力的商人，即具備此種靈活的身軀。對他們而言，最終目的在於領先時代，而且是不斷地領先，他們也知道，如同在地上爬的原始做法，雖能獲致短期的成功，但從長期的眼光來看，必定失敗。

領先時代，或許是所有商人的最終目的，然而要具備強有力的頭腦，才能做到此點的第一步。

5. 睡眠能力是人生最大的財產

正飽受威脅的睡眠

前幾天由電視中，看到某位主持人正向兩、三位來賓問道「什麼是你最重要的健康法」，結果其中一位棒球選手的回答，令我佩服不已。

他說：「我的活力泉源來自睡眠。每當夜晚玩樂過度，睡眠不足的隔天，比賽結果往往很慘，既缺乏集中力，動作也不靈活，即使如何練習、鍛鍊體力，只要一個晚上睡眠不足，身體就完蛋了。」

其他人雖也表示了有關飲食或運動的健康法，但這位選手卻說出睡眠「是非常重要的健康法」，他憑著經驗了解到，睡眠為補給人體能源的最重要方法。

通常一般人只把睡眠視為因疲倦而使身體休息的手段，雖然知道它不可缺，卻並不了解自己身體在睡眠中進行那些工作。

人類是睡眠時將能量加以充電，白天則放電以供生存的動物。為了充電，人需要花費三分之一的人生時間，因此現在應該自覺，睡眠是多麼重要的使命，尤其現代人正遭受到許多威脅睡眠的事情，一不小心，你的睡眠時間即被意想不到的事故奪走。

對身體做有益的判斷

某位包辦伙食業的營業部副經理丁先生，情形正是如此。他現年四十九歲，另有兩位年齡與他相若的副經理，正有意角逐經理的寶座。

某天，他因失眠未曾闔眼就去上班，但又怕吃不消，就買了市面上出售的安眠藥服用，未料「失眠症」從此更形惡化。結果是，白天無力工作，別說升級競爭，人都已變得骨瘦加柴，最後進入精神科醫院。

假如此時我問丁先生「身體與升級，到底那樣重要」，或許刻薄了些，但我仍然要問。並且呼籲諸位請以身體的利益做為判斷基準。

若有人認為，顧慮這麼多的話，白領階級人士豈不更難爬升，要知道忽略身體，就不可能有工作，或升級的機會，事實上，丁先生現在不但損害了健康，也在升級競爭中敗下陣來。

過分使用身體，對睡眠必然造成不良的影響。一旦睡眠受到影響，身心都將深受其害，這是因為對身體最重要的精素能量補給被切斷，造成身心的疾病，可以說是身體對你的報復。

為了避免睡眠受損，又該如何做呢？

由丁先生的例子中，可知因升級競爭的緊張感所帶來的身心疲勞，奪走了他的睡眠，因此，只要建立堅強的神經即可。

就算不損及睡眠，但光是如此，也不過是從負面的狀態恢復至普通的狀態，並無正面的因素，其問題在於加何有效使用睡眠這一種能力。

靠著借力即能一舉解決上述兩個問題，也就是說不僅保護你的睡眠免受威脅，並能提高能量充電力，強化睡眠能力。假使能量充電力增為兩倍時，相對地，你的睡眠能力就變成人家的兩倍，將獲得兩人份的活力。

對人類而言，此活力是其它任何東西無法取代的寶貴之物。睡眠能力可以說是看不見的無形財產。或者說睡眠能力對你而言，是人生最大的財產。

6. 豐富人生的宇宙一體感

自己創造刺激或活力

由於現代人的生活平穩，因此有不少年輕人不斷在抱怨「生活缺乏刺激，日子真無聊」，也難怪他們要異口同聲如此說，缺乏刺激的生活，對精神衛生不好，對健康也有害。

例如，在二次大戰後的混亂期間，雖然物資缺乏，但卻有充分的刺激，街上洋溢著活力。大家毫無顧忌吃著現代人嫌髒的食物，也就是沒有什麼衛生觀念，可是很奇怪地，也沒有染上疾病，身心皆在各種刺激中活性化，根本無暇去說日子無聊，更沒時間去害病。

現代雖然滿街充斥著物資，但那股犀利的刺激及蓬勃的活力卻消聲匿跡，可以說現代人的身心皆已在老化中。若要回復從前的狀態，務必要自己去尋求刺激，自己去創造活力，而不是坐著空等待。

我無意否定現代物資豐富的生活，也不會盲目稱讚因飢餓受苦的時代，而且今日的繁榮，也不是從天上掉下來的，是幾十年來大家辛苦努力的結果，所以更應好好去品嚐、去享受、去歌頌。

以往的努力，是為了滿足生活的三大要素，而在此過程中所產生的身心刺激，並非本來的目的，也就是說，我們從未以尋求刺激為目的。但處在現代中，我們似乎需以明確的刺激做目標，不為別的，只為你自己身心的健康。即使你還年輕，但若把此時代比喻為人，就像是四十來歲的中年期。

當時代為年輕，充滿了活力時，只要考慮如何填飽肚子，而現在則產生填飽肚子後，還要給自己帶來何種刺激的奢侈問題。假使不能自覺此點，身心將在不知不覺間呈現不健康，而早早老化矣！

若要維持身心的年輕，就應在生活方面追求變化。

首先，是改變單調飲食生活。我們應知道，並非一天三餐，盡量吃飽才算有能耐，有時不妨斷食或粗茶淡飯，儘可能等到完全空腹的狀態再進食。剛開始也許呈不規則現象，但不久後，身體就會習慣。

花這些工夫，是為了避免胃的偷懶，因為忘記空腹狀態的胃，會染上偷懶的惡習，使消化吸收力變弱。如果說飲食生活產生變化，將促進胃的功能，對同等份量的食物，亦能吸收較多的養分。

其次，盡量延長一天中的站立時間。比方說走路，以迅速的腳步走十分鐘以上，就是極佳的運動。即使原已有運動的習慣，若能進行借力訓練的健康法，將比任何其它運動更能刺激你的身體，因為借力的神經訓練效果卓越，是其它運動無法相比的，不妨和原來有興趣的運動合併練習。

花一些心思防止心的老化，是有其必要的，也就是以變化心態為基本，努力避免保持同樣的心情，增加與他人對話的時間，工作結束後，必設法轉換氣氛。飲酒雖也不錯，但唱歌、聽音樂、讀書更好，如果這些當中有一個變成習慣，最好改為其它的習慣，不妨出去旅行，或結交公司以外的新朋友。

總之，重要的就是刻意讓自己去挑戰習慣中所沒有的事項，所謂「學習不如習慣」，自然而然能很快地學會防止心的老化的方法。

身體老化本為自然的道理，但是心的老化則屬於自身的責任，而身體老化即使靠借力，也只能減低速度，對於心的老化而言，卻可設法完全防止。

人類自古以來即利用宇宙能量

現代正是利用宇宙的時代，雖然宇宙的軍事利用不受歡迎，但如同過去的人類，從一個大陸遷徙至另一個大陸，甚至想移往地球以外的計畫已成具體化。換句話說，我們現在已注意宇宙的真正面目。

例如，把太陽能量做為二十一世紀的能量加以利用的趨勢，即為這種跡象。原來是從木頭開始，而沿著煤、石油、原子能一路下來的能量——源，如今則要從太陽處直接獲得。

其實人體從遠古時代，即開始利用宇宙能量，對人類而言，在腦部從宇宙磁素製造的精素，就是人類最早利用宇宙的產物，這代表了人類利用宇宙，已非新鮮事，而且不利用宇宙就無法生存。

這些真理從前廣為哲學家所討論，但是，現代人卻已遺失和宇宙聯繫的實際感覺，唯有靠借力再度發揮此種功能。

像這樣恢復和宇宙的聯繫，獲得宇宙的一體感，能使人生變得更加豐富，因為由此可使內在力量自然顯現，把自己原本擁有的力量百分之百發揮出來。

現代人雖然很想把火箭發射到地球以外，卻很少想到把獲致的宇宙一體感，充分應用在自己的人生。

第一個原因，為過分執著現實的生活。你不妨想像為了生活，你的工作搞的多忙碌而耗費許多精神，即所謂一味追求「色與錢」而生存，如此一來，不僅永遠無法窺見宇宙的真面目，同時內在力量將一直保持睡眠的狀態，彷彿自己捏住自己的脖子。

第二個原因，是以為宇宙太遙遠了。實際上，不要想成只有太陽、月亮、星星或天空才是宇宙，而是我們所居住的地方即為宇宙。包含人類在內的地球上所有物質，在遙遠的古昔，即曾因星球的爆發而散佈在宇宙空間，形成它的基礎，這是天體物理學的常識。換句話說，我們自身即起源於宇宙。

這些並不是只當做理論來看，要實際感覺才有意義，也就是不光用頭腦了解，更需以身體來體會明瞭。

了解人生的開運「時機」

人在一生中，不管什麼事，時機是最重要的，事情的成敗多繫於能否掌握住行為時機。就像男女的姻緣，如果機會失去，恐怕再難以遇到好的對象；工作亦同，至某一時機突然變為順利，如好好把握此機緣，必可邁向事業成功之路。

世間一般人常稱此為「運」，並將「聽天由命」歸之於八卦式的無力感（也許準，也許不準）。事實上，它與來自「自暴自棄」的意識截然不同。

「聽天由命」真正的意義，是能讀出決定宇宙生死的「宇宙版圖」及決定自己命運的腦中「精素版圖」的設計圖，才能「聽天由命」。此為精素充電力受到最高度的強化，方可擁有高度的腦力，但一般人幾乎無法做到。假如世上有許多人能完全讀出「精素版圖」，那麼，一切的爭端立即化為烏有，也不會有人再過著無意義的人生。

既然無法讀出「宇宙版圖」或「精素版圖」，我們也無需放棄或無奈地任由命運去安排一切，而寧可面對惡運，積極努力獲取好運。

這段過程中所需要者，一為預知未來，一為了解開運的時機。

昔日仙人具有相當程度的預知能力，但最近卻無法百分之百確實地預知，這是因為雖經修煉累積的仙人，也不能完全排除慾念或雜念。

舉個例子說明，即使料事如神的相士，對自己的占卜，猜錯的可能性居高。畢竟人腦與電腦不同，電子的流動經常受到慾念（左腦力量）的干擾，而屬於右腦反應的預知能力，自然免不了某種程度的不確實。

關於此點，若以借力將腦細胞「借力細胞」化，改變左腦力量本身的結構，就可把不確實減至最小的程度。

對一般人來說，抓住開運時機，才是獲得好運的最佳方法。開運時機可從與他人的交流頻繁而獲取，成功時機則可從朋友的增加來判斷；說實在，良緣並非靠自己尋求，金錢並非靠自己努力製造，而是會自動前來的運氣所得。

不過，遺憾的是，一生的開運時機並不多，如果要稱得上是真正的大開運，一生也不過兩、三次，但只要選對時機，即可展開新生活。如果不知道這個道理，一味拼死拼活，只會失敗，招來惡運。

做為一個實用的基準，不妨注意下列幾點。以一天而言，最佳時機在上午十點到十二點；一年的最佳時機在四月至六月；一生則以二十至三十歲最好。要預測地球，三十年來的事物判斷最準；至於宇宙呢！要以過去六千年所發生的一些事實加以判斷才準。

最重要的，成功必須在不超過「極」的情況下始成立。

和宇宙法則對照下，我們會發現有名之人通常不長壽，頭腦過度優秀者變為無能，過度計較者容易失敗，過度研究者形成不明，絞盡腦汁者是自取滅亡，過度和平導致滅亡，戰爭過於激烈也是導致滅亡，速度過快容易燃盡，強烈光線變成黑暗，幸福越過「極」會變為無味枯燥（就像樂極生悲），所以男女的愛也是不超越「極」才能成立。

所以，欲追求成功或幸福者，實為不智之舉，應該強化和宇宙的結合，接受自動前來的成功或幸福，方為明智之舉。

借力為實現宇宙一體感的橋樑

我並不是在說漂亮話，我們應深切體認到「金錢並非萬能」，這和「金錢是一切」的想法一樣，是從古至今最遭人議論的題目，絕非我首創。不過，現今我已逐漸脫離「豐富的人生等於金錢」的想法。

這麼說，可能會遭到某些讀者的駁斥：「難道，你不想要錢。」這是由於誤會了自由，談不上喜歡或不喜歡。對人類而言，金錢與自由就好比是人體內的養分與精素，因此，我們需要以最大的努力去獲得人體所需的精素，同時，也希望得到人類所要的自由。

關於這些即使如何用頭腦自覺，也無濟於事；若要很自然地接受這些真理，務必靠身體感受和宇宙的一體感，而借力即發揮此效果的完全功用。

本書擷取《借力的奇蹟》①②的精髓加以重編，旨在供各界重視健康者研習和參考，以俾益世人。

國家圖書館出版品預行編目資料

借力健康秘訣／劉昊廷 主編
——初版——臺北市，品冠文化，2013［民102.07］
面；21公分——（壽世養生；8）
ISBN 978-957-468-961-3（平裝）
1.健康法　2.能量
411.1　　102008966

借力健康秘訣

主編者／劉　昊　廷
發行人／蔡　孟　甫
出版者／品冠文化出版社
社　址／台北市北投區（石牌）致遠一路2段12巷1號
電　話／(02) 28233123・28236031・28236033
傳　真／(02) 28272069
郵政劃撥／19346241
網　址／www.dah-jaan.com.tw
E-mail／service@dah-jaan.com.tw
登記證／北市建一字第227242號
承印者／傳興印刷有限公司
裝　訂／承安裝訂有限公司
排版者／千兵企業有限公司
初版1刷／2013年（民102年）07 月

定　價／230 元

大展好書　好書大展
品嘗好書　冠群可期

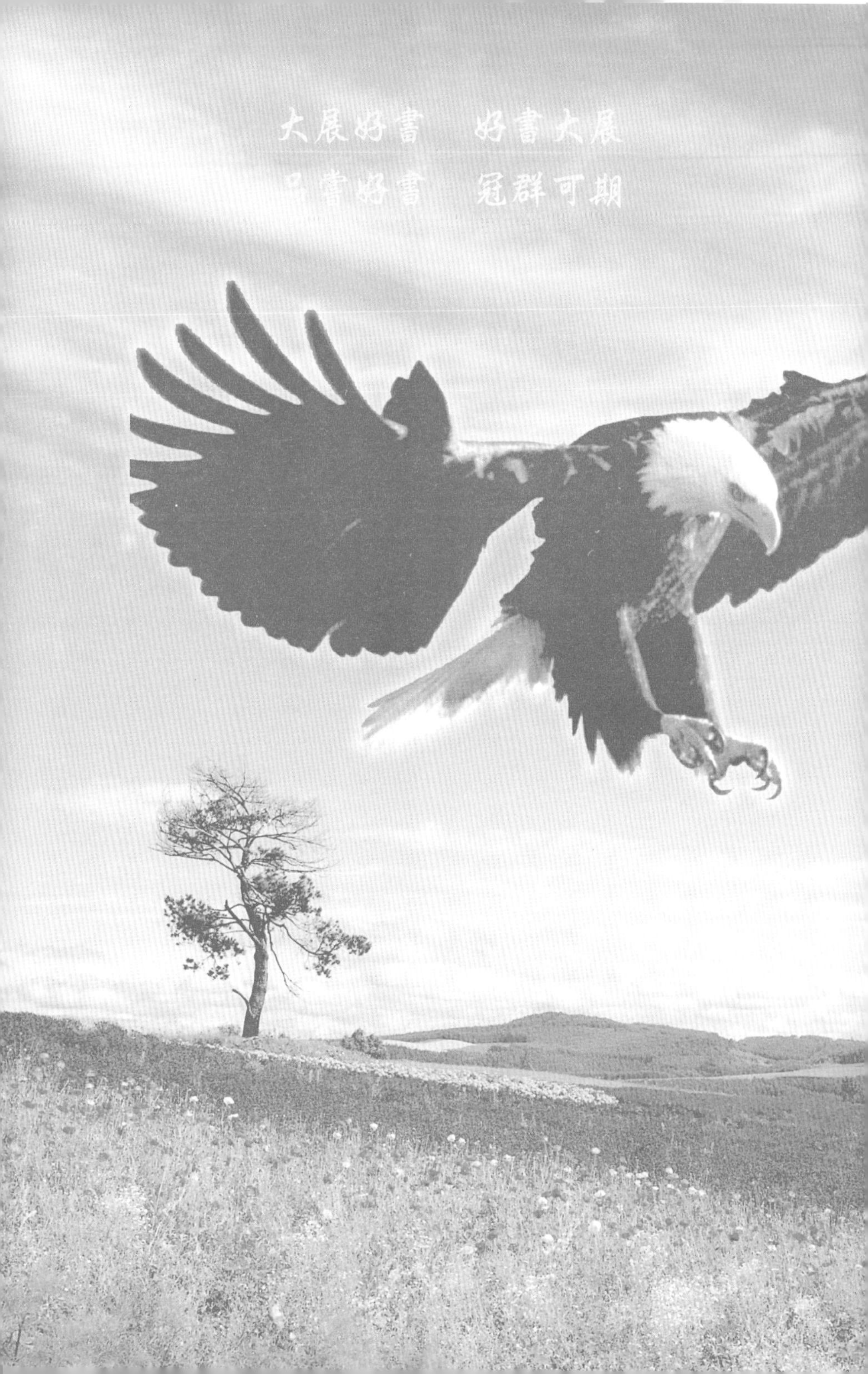
大展好書 好書大展
品嘗好書 冠群可期